Mami werden – fit bleiben

MARIANNE BOTTA

Mami werden – fit bleiben

Die besten Tipps zu Bewegung, Ernährung
und Entspannung

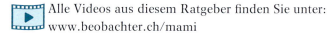 **Download**
Diverse ergänzende Inhalte zu diesem Ratgeber stehen online zum
Herunterladen bereit: www.beobachter.ch/download (Code 0956)

Alle Videos aus diesem Ratgeber finden Sie unter:
www.beobachter.ch/mami

Die Übungen in diesem Ratgeber wurden nach bestem Wissen und
Gewissen zusammengestellt und sind für gesunde Frauen bestimmt.
Konsultieren Sie Ihren Arzt vor Aufnahme des Trainings. Verlag und
Autorin lehnen jede Haftung ab für allfällige nachteilige Auswirkungen,
die mit dem Ausführen der Übungen in diesem Buch in Zusammen-
hang stehen könnten.

Beobachter-Edition
© 2019 Ringier Axel Springer Schweiz AG, Zürich
Alle Rechte vorbehalten
www.beobachter.ch

Herausgeber: Der Schweizerische Beobachter, Zürich
Lektorat: Christine Klingler Lüthi, Wädenswil
Reihenkonzept: buchundgrafik.ch
Umschlagfoto: iStock
Layout: Bruno Bolliger, Gudo
Videos: Fabricio Bolla, Winterthur
Herstellung: Bruno Bächtold
Druck: Grafisches Centrum Cuno GmbH & Co. KG, Calbe

ISBN 978-3-03875-095-6

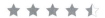

Zufrieden mit den Beobachter-Ratgebern?
Bewerten Sie unsere Ratgeber-Bücher im Shop:
www.beobachter.ch/shop

Mit dem Beobachter online in Kontakt:
 www.facebook.com/beobachtermagazin
 www.twitter.com/BeobachterRat

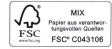

Inhalt

Dank

Ich bedanke mich herzlich bei

- Urs Gysling von der Beobachter-Edition, dass ich die Chance erhielt, dieses Buch zu schreiben, Janine Blattner für die Begleitung bei der Umsetzung der Videos sowie meiner überaus kompetenten und geduldigen Lektorin Christine Klingler Lüthi;
- Fabricio Bolla für die Realisation und ästhetische Umsetzung der Videos sowie Franziska von Grüningen für das Sprechen der Video-Anleitungen;
- meinen engagierten und fitten Models Sarah, Bita, Sofie, Julia aus Bern, Nicole aus Zürich, Sarah und Claudia aus der Westschweiz. Es hat so viel Spass gemacht, mit euch zusammenzuarbeiten!
- meinen Töchtern Sarah und Livia, die das Manuskript immer wieder kritisch gelesen, korrigiert und verbessert haben. Es wäre ohne eure direkten und ehrlichen Inputs nie so geworden, wie es jetzt ist. Sarah danke ich ausserdem für die unkomplizierte Organisation der Models für die Videos, Livia für den Input zum Thema vegane Ernährung und pflanzliche Proteinquellen;
- meinem Mann für all seine Hilfe und Geduld.

Meinen Kindern
Sarah, Simon, Livia, Anna, Alex, Manuel,
Nora und Damian

Vorwort

«Acht Kinder – wie schaffst du das bloss?», werde ich oft gefragt. Ich habe vieles erlebt, was ich nicht missen möchte, aber auch anderes, was schwierig und belastend war, wie Fehlgeburten und Notfallkaiserschnitte. Eine insgesamt über zehn Jahre dauernde Stillzeit, die ich ohne mein Wissen über die vielen Vorteile der Muttermilch schon beim ersten Kind nach wenigen Tagen abgebrochen hätte. Übelkeit während fast der ganzen Schwangerschaft; Mutterliebe, die sich nicht gleich bei der Geburt einstellen wollte; Dreimonatskoliken, die ich ohne Tragetuch kaum überstanden hätte – all das kenne ich aus eigener Erfahrung. Aber ich bin auch mit jedem Kind entspannter geworden und vertraue stärker darauf, dass es am Ende gut kommt und jedes Kind seinen eigenen, zu ihm passenden Weg finden wird. Gleichzeitig bin ich auch schlagfertiger geworden, wenn mir jemand ungefragt reinreden will.

Mein persönliches Fazit nach 24 Jahren Mutterschaft: Ich würde es wieder tun. Auch wenn es viel Kraft, Zeit, Geduld und Geld gekostet hat und noch viele Jahre kosten wird. Im vorliegenden Ratgeber habe ich versucht, mein Wissen beruflicher Art (Ernährungswissenschaft, etliche Sportausbildungen) mit meinen persönlichen Erfahrungen zu kombinieren. Meine Kinder, die mich all dies erleben liessen und mir jeden Tag so viel mehr Freude als Sorgen und Arbeit bereiten, haben mich persönlich weitergebracht, so dass ich mich überhaupt erst getraute, dieses Buch zu schreiben. Ich habe, möglichst ganzheitlich, all das in diesen Ratgeber reingepackt, was das Mutterwerden und Muttersein erleichtert. Und darüber hinaus finden Sie auch immer wieder Tipps, wie Sie trotz Kindern gut für sich selber sorgen und trotz Ihres sich verändernden Körpers selbstbewusst Frau bleiben dürfen.

Ich wünsche Ihnen viel ungetrübte Freude beim Mutterwerden und Muttersein – und den Mut, rund um dieses Thema Ihren eigenen Weg zu finden.

Marianne Botta
im Mai 2019

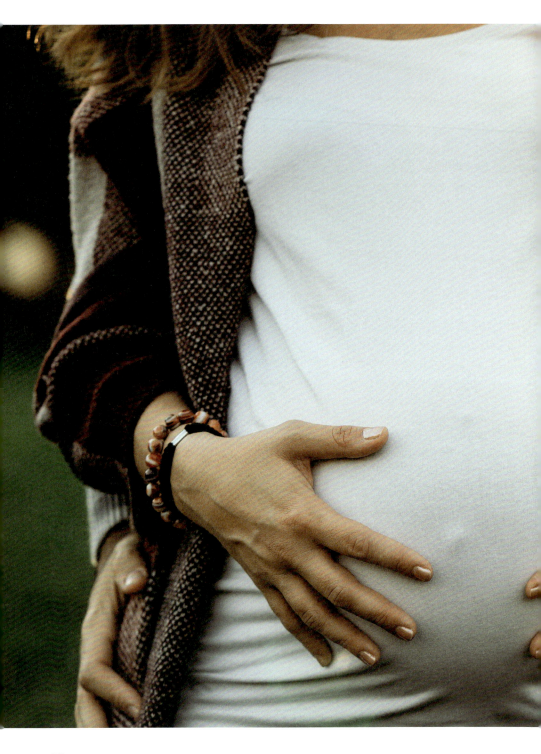

Auf eine gute Schwangerschaft!

Sie sind schwanger? Wie schön! Das positive Testresultat ist

ein Grund, sich zu freuen. Gleichzeitig tauchen viele Fragen

auf. Wie kommen Sie fit und gesund durch diese Zeit? Was

können Sie dazu beitragen, damit es Ihrem ungeborenen Baby

gut geht? Was dürfen Sie nun noch machen, was essen, wie

viel und welchen Sport treiben? Die Schwangerschaft ist eine

sehr spezielle Zeit im Leben einer Frau. Jetzt fahren die Gefühle

Achterbahn. Denn bevor eine Frau neues Leben schenkt,

ändert sich ihr eigenes Leben komplett.

es ist ein wunder

was ist ein wunder?
gezeugt zu werden
zu zeugen
geboren zu werden
zu gebären
gelebt zu werden
zu leben
geschaffen zu werden
zu schaffen
geträumt zu werden
zu träumen
geliebt zu werden
zu lieben
gebraucht zu werden
zu brauchen
gedacht zu werden
zu denken
gefühlt zu werden
zu fühlen
gestorben zu werden
zu sterben
es ist ein wunder
ist es ein wunder?
es ist

Kurt Marti

Fit für die Schwangerschaft: die besten Tipps zur Vorbereitung

Verspüren Sie den Wunsch, Mami zu werden? Haben Sie bereits ein oder mehrere Kind(er) und wünschen sich ein weiteres? Nutzen Sie die Wartezeit bis zum positiven Testresultat, um Ihre Gesundheit und Fitness auf Vordermann zu bringen. Denn Ihr jetziger Lebensstil hat einen gewissen Einfluss auf Ihre Fruchtbarkeit und sogar auf den Verlauf einer zukünftigen Schwangerschaft.

Wer massvoll und möglichst regelmässig Sport treibt, wird nachgewiesenermassen etwas rascher schwanger als Sportmuffel. Denn bei körperlicher Aktivität wird die Ausschüttung von Insulin angeregt, und der Hormonhaushalt pendelt sich ein, was Babypläne begünstigt. Sportlich aktive Menschen haben zudem meistens mehr Lust auf Sex. Auch dies erhöht logischerweise die Möglichkeit einer Schwangerschaft.

Sportliche Betätigung hilft gleichzeitig mit, das Körpergewicht in einem sinnvollen Bereich zu halten. Denn wer zu viele Fettdepots hat, könnte unter einem Überschuss des Hormons Östrogen leiden. Eine solche Hormonunregelmässigkeit wirkt sich negativ auf die Fruchtbarkeit aus.

Zu viel oder zu wenig Sport für die Fruchtbarkeit?

Natürlich ist Sport gesund – wenn er nicht übertrieben wird. Es kommt wie bei so vielen Dingen auf das richtige Mass an. Wer zu intensiv Ausdauersport betreibt, bewirkt das Gegenteil und könnte der Fruchtbarkeit eher schaden. Denn durch ein sehr hohes Trainingspensum können die Hormone durcheinandergeraten. Es gilt heute als gesichert, dass die körperliche Aktivität (oder Inaktivität) eine entscheidende Wirkung auf den Hormonhaushalt hat.

INFO *Was versteht man eigentlich unter Sport? Die Übungen und Work-outs in diesem Buch beschränken sich auf den Gesundheits- und Fitnesssport. Dabei geht es darum, durch Bewegung und sportliche Aktivitäten die eigene Gesundheit und Leistungsfähigkeit zu erhalten oder zu verbessern. Viele Menschen finden darin einen Ausgleich, haben Freude an der körperlichen Aktivität und schätzen das Zusammensein mit anderen Menschen. Damit Sport gesund ist, sollte nach erprobten Trainingsgrundsätzen und regelmässig trainiert werden – und auch ein Fortschritt der Leistung zu spüren sein.*

Moderates Training ist top

Auch leicht übergewichtige Frauen werden rascher schwanger, wenn sie körperlich aktiv sind. Eine dänische Studie kam zum Schluss, dass vor allem Frauen mit einem Body-Mass-Index über 25 von regelmässigen Trainings profitieren. Anstatt mit einer rigorosen Diät zu beginnen, sollten sich leicht übergewichtige Frauen mit Kinderwunsch also mehr bewegen. Sinnvoll sind zwei Stunden intensives Training pro Woche, etwa auf dem Fahrrad, beim Joggen, Schwimmen oder Walken. Mehr schadet nicht, ist aber für die Fruchtbarkeit auch nicht notwendig.

Normalgewichtige Frauen profitieren bezüglich Fruchtbarkeit dann am meisten, wenn sie einen durchschnittlichen, moderaten Trainingsplan befolgen. Für sie gilt: Ein bis zwei Stunden Sport pro Woche sind ideal. Treiben Sie sich dabei nicht zu Höchstleistungen an. Gut geeignet sind Walken, Yoga oder alles, was Ihnen sonst Spass macht.

 INFO *Übrigens hilft ein moderates Training auch Männern, rascher Vater zu werden. Der Stoffwechsel wird angeregt, es bildet sich etwas mehr des männlichen Hormons Testosteron, und die Spermien werden fitter.*

Höchstleistungen und ein Baby?

Sie möchten nach Jahren intensiver Trainings- und Wettkampfphasen ein Baby? Vielleicht sind Sie als Topathletin extrem schlank und leiden deshalb unter Zyklusstörungen. Dies kann darauf hindeuten, dass Ihr Hormonhaushalt aus dem Ruder geraten ist. Es könnte daher etwas länger dauern, bis Sie schwanger werden. Dennoch sollten Sie nicht Knall auf

Fall mit Sport aufhören. Sinnvoll ist es jedoch, das Trainingsmass zu reduzieren. Sobald es sich auf einem niedrigeren Niveau eingependelt hat
und Sie ein bisschen zugenommen haben, sind Ihre Chancen, wieder
schwanger zu werden, genauso gut wie die normalgewichtiger Frauen.

> **INFO** *Der Begriff Sport umfasst die vier Aspekte Kraft,
> Beweglichkeit, Ausdauer und Schnelligkeit sowie Kombinationen
> davon. Diese vier Aspekte beeinflussen sich gegenseitig und
> werden je nach Sportart unterschiedlich trainiert. So verhilft etwa
> ein Krafttraining zu stärkeren Muskeln und mehr Kraft.*

Der Beckenboden: stark, fruchtbar, fit

Der Beckenboden stellt eine der wichtigsten Muskelgruppen für die Haltung dar (Abbildung Seite 57). Er wird sowohl im Stehen, im Sitzen wie
auch im Liegen dauernd aktiviert. Die Beckenbodenmuskulatur ist übrigens die einzige quer verlaufende Muskelgruppe, die das Gewicht etlicher
Bauchorgane tragen muss. Sie sichert die Lage der Bauch- und Beckenor-
gane, kontrolliert die Öffnungen der Harn- und Genitalorgane sowie des
Afters (Schliess- und Öffnungsfunktion) und ist an der Haltung und der
Regulation der Atmung beteiligt. Der Beckenboden ist grossem Druck
ausgesetzt: etwa beim Nasenputzen, beim Niesen, beim Husten, beim
Lachen, beim Zurückhalten von Harn und Stuhl. Wenn dieser Muskelbe-
reich nicht optimal funktioniert, kann dies zu Schwierigkeiten wie Inkontinenz (ungewollter Verlust von Harn und/oder Stuhl) führen, die Haltung
des Körpers beeinträchtigen und Rückenschmerzen begünstigen.

Ganz abgesehen davon verbessert ein gut trainierter Beckenboden die
Empfindungen beim Sex – und zwar offenbar bei der Frau und beim Mann.
Sexualtherapeuten gehen davon aus, dass Frauen mit einer gut trainierten,
starken Beckenbodenmuskulatur eine dreimal grössere Chance haben,
beim Geschlechtsverkehr zum Orgasmus zu kommen. Ist der Beckenboden stark und gut durchblutet, fühlen Sie das Glied Ihres Partners intensiver in Ihrer Vagina. Probieren Sie aus, ob Sie Ihre Vagina während des
Akts gezielt anspannen und zusammenziehen können. Dadurch wird sie
besonders gut stimuliert. Gleichzeitig wird Ihr Partner dies geniessen,
denn sein Glied wird dabei besonders fest umschlossen.

Leider ist es in der Realität so, dass jede zweite Frau nicht weiss, wie sie den Beckenboden gezielt anspannen kann. Aber auch dem Partner bringt es viel, wenn er seinen Beckenboden trainiert. Dadurch verbessern sich seine Erektionsfähigkeit und Potenz.

 TIPP *Ob Sie den Beckenboden anspannen können, testen Sie am einfachsten beim Wasserlassen. Sind Sie in der Lage, durch Anspannen des Beckenbodens den Harnfluss zu stoppen? Die Gesässmuskeln sollen dabei entspannt bleiben. Wenn Sie dies nicht schaffen, sollten Sie den Beckenboden trainieren, etwa mit den Übungen auf Seite 169.*

Falls Sie dem Beckenboden bisher zu wenig Beachtung geschenkt haben, ist jetzt der Zeitpunkt gekommen, um ihn bewusst wahrzunehmen und zu trainieren. Die besten Wahrnehmungs- und Trainingsübungen finden Sie im Kapitel «Den Beckenboden stärken» (Seite 57). Die Ausrede, keine Zeit dafür zu finden, zieht übrigens nicht: Beckenbodenübungen können Sie fast überall und jederzeit durchführen, ohne dass irgendjemand auch nur das Geringste davon mitbekommt.

Essen für einen guten Start

Wenn Sie schwanger werden möchten, ist es auch empfehlenswert, Ihr Essverhalten zu überprüfen. Bei nicht optimaler Ernährung könnten Nährstoffmängel vorliegen, und diese beeinträchtigen möglicherweise die Fruchtbarkeit. Auch ein gesundes Startgewicht ist jetzt wichtig. Die Wissenschaft hat noch nicht geklärt, inwieweit auch der werdende Vater die Gesundheit seines Kindes beeinflusst.

Normalgewicht ist ideal
Streben Sie ein gesundes – also weder zu niedriges noch zu hohes – Körpergewicht an. Sie kommen gesünder und fitter durch die Schwangerschaft, wenn Sie diese nicht schon mit zu vielen Pfunden starten. Jetzt ist noch Zeit, um mit mehr Bewegung und einer Ernährungsumstellung etwas abzunehmen. Bei einem gesunden Körpergewicht ist Ihre Fruchtbarkeit besser, und auch das Kind hat dereinst etwas bessere Chancen, selbst

nicht übergewichtig zu werden (siehe Seite 74). Untergewicht vermindert übrigens die Fruchtbarkeit ebenfalls.

Ernährung für sie und ihn: Was die Fruchtbarkeit fördert und was sie hemmt

Es lohnt sich, bereits vor und auch während einer geplanten Schwangerschaft gesund zu essen. Denn ob Kinder wählerische Esser, intelligent, übergewichtig oder herzinfarktgefährdet sind, entscheidet sich zu einem guten Teil bereits im Mutterleib. Jetzt kann die werdende Mutter noch auf viele Faktoren einwirken, die die Gesundheit des Kindes beeinflussen.

Die Chancen, dass gleich beim ersten Zyklus ohne Verhütung eine Schwangerschaft eintritt, sind übrigens klein. Deshalb können Frauen die Wartezeit bis zum positiven Testresultat sinnvoll nutzen.

DIE PILLE: NICHT ZU UNTERSCHÄTZENDER EINFLUSS

Die hormonelle Verhütung hat nicht zu unterschätzende Auswirkungen auf den Nährstoffhaushalt des Körpers. Denn die Antibabypille beeinträchtigt den Stoffwechsel und setzt damit die Aufnahme und Ausscheidung von Mikronährstoffen herab, was langfristig zu Mangelerscheinungen führen könnte. Dies betrifft vor allem Vitamin C und die B-Vitamine (z. B. B_6, Folsäure und B_{12}). Darüber hinaus werden Kalzium, Magnesium und Zink vermehrt ausgeschieden. Frauen, die mit der Pille verhüten, haben zum Beispiel einen fünf- bis zehnmal höheren Bedarf an Vitamin B_6. Auch die Folsäureversorgung ist betroffen: Die in solchen Hormonpräparaten enthaltenen Östrogene hemmen die Aufnahme der Folsäure im Darm und beschleunigen zudem ihren Abbau im Körper. Frauen, die mit der Pille verhüten, sollten deshalb ein Präparat einnehmen, das ihnen insbesondere Folsäure, Magnesium und B-Vitamine liefert. Sinnvoll ist es auch, die Pille mindestens drei bis sechs Monate vor der geplanten Schwangerschaft abzusetzen und in dieser Zeit anders zu verhüten. ■

Mit und ohne vorhergehende Pilleneinnahme ist jetzt die letzte Möglichkeit, um leere Nährstoffspeicher aufzufüllen:

■ Nehmen Sie zusätzliches Vitamin C zu sich: Essen Sie Zitrusfrüchte, Johannisbeeren, Kiwis, Peperoni, Grünkohl, Rotkohl, Spinat und trinken Sie Hagebuttentee und Sanddornsaft.

■ Nehmen Sie bereits jetzt ein für Schwangere geeignetes Präparat, das Sie sich vom Arzt verschreiben lassen.

- Vitamin B_6 ist wichtig für den Aufbau des zentralen Nervensystems und des Gehirns des Babys. Füllen Sie vor der Schwangerschaft Ihre Speicher auf mit Vollkornbrot, Edelhefeflocken, Fisch, Bananen, Kartoffeln, Erbsen und Erdnüssen.
- Beginnen Sie mit der Einnahme eines Folsäurepräparates. Täglich sollte es mindestens 1 mg Folsäure sein, sofern dieses Vitamin nicht bereits im Multivitaminpräparat enthalten ist (mehr über Folsäure auf Seite 63).
- Machen Sie eine Magnesiumkur: Nehmen Sie täglich 300 mg Magnesium mit einem grossen Glas Wasser zu sich.
- Zink ist wichtig fürs Immunsystem. Das Element ist besonders in tierischen Produkten enthalten (siehe auch Seite 70). Essen Sie genügend solche Lebensmittel.
- Sind Sie gut mit Eisen versorgt? Lassen Sie Ihr Hämoglobin (Eisengehalt in den roten Blutkörperchen) und allenfalls das Ferritin (Eisenspeicher) überprüfen, falls Sie sich müde und unkonzentriert fühlen. Ein Eisenmangel reduziert die Fruchtbarkeit.

JOD IST WICHTIG

Damit Ihr Körper genügend Schilddrüsenhormone herstellen kann, benötigt er ausreichend Jod. Leider ist die gute Versorgung aber nicht immer gewährleistet. Heute kaufen immer mehr Menschen unjodiertes Kochsalz, und viele Lebensmittel enthalten weniger Salz als früher, obwohl vor Kurzem wissenschaftlich aufgezeigt wurde, dass Salz weit weniger schädlich ist als früher angenommen. Ein Jod-, sprich Schilddrüsenhormonmangel kann ein Grund dafür sein, dass eine Frau nicht schwanger wird oder sogar eine Fehlgeburt erleidet. Achten Sie deshalb schon bei der Planung einer Schwangerschaft darauf, genügend Jod einzunehmen. Gute Jodquellen sind: Kochsalz mit Jod (so bezeichnet auf der Packung), Meerfische, Meeresfrüchte (Meerfische und Meeresfrüchte während der Schwangerschaft wegen der Schwermetalle in kleinen Mengen geniessen, siehe Seite 67), Algen. Oder lassen Sie sich von Ihrer Ärztin Jodtabletten verschreiben. ∎

Und der Papa?

Auch der Vater hat einen Einfluss auf die zukünftige Gesundheit seiner Kinder. Allerdings gibt es dazu bisher erst wenige Untersuchungen. Sicher ist, dass massiver Alkoholkonsum rund vier Wochen vor der Zeugung dazu führt, dass Babys kleiner und untergewichtig zur Welt kommen. Das geringe Geburtsgewicht hat lebenslange negative Auswirkungen auf die Gesundheit des Kindes. Dabei spielt es keine Rolle, ob es durch den Alkoholkonsum des Vaters oder durch eine falsche Ernährung der Mutter verursacht wurde.

Auch für Männer gilt gemäss heutigem Wissenstand deshalb, dass sie auf eine ausgewogene Ernährung und körperliche Bewegung achten sollen. Wichtig ist etwa die Aminosäure Arginin, ein Proteinbaustein: Sie spielt eine wichtige Rolle für viele Prozesse in Hoden sowie Penis und kann sich positiv auf die Beweglichkeit und Fitness der Spermien auswirken. Gute Quellen sind Getreideprodukte, Sojabohnen und Nüsse. Eine positive Wirkung hat ausserdem Zink: Das Spurenelement macht Spermien beweglicher und widerstandsfähiger. Am meisten Zink kommt in tierischen Lebensmitteln wie Austern, Leber und Fleisch vor, aber auch in Käse und Eigelb. Nüsse, Kerne und Samen sowie Hülsenfrüchte, Haferflocken und Kakao liefern ebenfalls Zink.

Bewegung – sportlich durch die Schwangerschaft

Sport ist während der gesamten Schwangerschaft erlaubt und sogar sehr empfehlenswert. Einiges, was Mütter und Grossmütter zu hören bekamen, gilt heute als überholt; beispielsweise, dass man während der Schwangerschaft keine neuen Sportarten ausprobieren sollte. Falls die Schwangerschaft ohne Komplikationen verläuft, sollten Sie sich bewegen. Und zwar so, dass es Ihnen Spass macht.

Natürlich sollen Sie Sport treiben, möglichst Ihr ganzes Lebens lang und auch rund um eine Schwangerschaft. Das Einzige, worauf Sie achten sollten: Passen Sie Ihren Trainingsumfang und die gewählte Sportart den sich verändernden Bedürfnissen Ihres Körpers an.

Die drei Trimester und wie Sie sich fühlen

Das erste Trimester ist durch viele Veränderungen gekennzeichnet; der Körper muss sich an die Schwangerschaft anpassen. Wahrscheinlich sind Sie am Anfang erst mal müde. Ihr Körper, aber auch Ihre Seele befinden sich jetzt in einem Ausnahmezustand und machen eine gewaltige Umstellung durch. Das Hormon HCG wird in immer grösseren Mengen ausgeschüttet. Es macht müde, führt zu Stimmungsschwankungen und lockert Bänder, Sehnen und Muskeln, damit das Baby im Bauch genügend Platz erhält. Der Sauerstoffbedarf steigt, ebenso die Herzfrequenz. Der Körper produziert mehr Blut. Der Blutdruck kann schwanken, was vielleicht zu Schwindel und Übelkeit führt.

Was Ihnen jetzt guttut: Hören Sie auf Ihren Körper, nehmen Sie sich Zeit, um psychisch mit dem «anderen Umstand» klarzukommen. Es ist wichtig, dass Sie sich genügend Ruhe und Entspannung gönnen. Null Bock darauf, sich zu bewegen? Das ist absolut nachvollziehbar, vor allem im ersten Drittel der Schwangerschaft. Überwinden Sie sich dennoch, da Bewegung auch gegen das Auf und Ab der Gefühle oder die Schwangerschaftsübelkeit helfen kann. Sinnvoll ist jetzt ein leichtes, der neuen Situation angepasstes Krafttraining. Ebenfalls sehr geeignet sind leichte Wanderungen oder zumindest Spaziergänge. Auch Walken tut gut. Viele Gymnastik- und Yogaübungen können Sie bis zur Geburt durchführen. Ebenfalls fast immer geeignet sind Pilates, Schwimmen, Aquagymnastik und Velofahren. Auch Sportmuffel profitieren, wenn sie sich bewegen. Und wenn es nur ein Spaziergang pro Tag ist!

Das zweite Trimester ist für die meisten Frauen die schönste Zeit der Schwangerschaft. Der Hormonhaushalt hat sich eingependelt, Sie fühlen sich fitter, zufriedener und belastbarer als im ersten Trimester. Der Bauch ist bereits gut sichtbar, Sie spüren das Baby. Dennoch ist der Bauch noch nicht so gross, dass er stört.

Was Ihnen jetzt guttut: Jetzt ist die Zeit, zusätzliche Kraft und Fitness aufzubauen, um während und nach der Geburt gestärkt zu sein und sich rasch zu erholen. Sie dürfen und sollen jetzt auch die Ausdauer trainieren. Das Plus an Ausdauer hilft Ihnen, später besser mit der steigenden Belastung durch den grösser werdenden Bauch zurechtzukommen. Auch das Atemvolumen wird durchs Training vergrössert, was in den kommenden

Monaten ebenfalls hilfreich sein wird. Falls Sie jetzt schon unter Schwangerschaftsbeschwerden leiden, werden diese durch Bewegung gelindert. Auch wenn es nicht immer leichtfällt: Alles, was jetzt den Rücken und den Beckenboden trainiert, bringt später grosse Vorteile (siehe Seite 51) und beugt Rückenschmerzen vor.

Das dritte Trimester zeichnet sich durch einen immer grösser werdenden Bauch aus. Dies hat Auswirkungen auf Ihren Rücken, Ihren Beckenboden, Ihr Gleichgewicht und Ihren Gang. Alles geht etwas mühsamer und schwerfälliger, Sie tragen einige Kilos mehr mit sich herum. Dennoch sind Sie noch zu einigem fähig. In einer Studie der Deutschen Sporthochschule Köln wurde das Leistungsvermögen von 60 Frauen sechs Wochen vor und zwölf Wochen nach der Geburt auf dem Rad-Ergometer getestet. Dabei zeigte sich Erstaunliches: Die Fitness der so trainierenden Schwangeren entsprach sogar kurz vor der Geburt derjenigen von Nicht-Schwangeren, was zeigt, dass die Leistungsfähigkeit sogar kurz vor der Geburt aufrechterhalten werden kann.

Was Ihnen jetzt guttut: Das Pensum wird mit fortschreitender Schwangerschaft fast automatisch heruntergefahren. Stört der Bauch irgendwann, sind Schwimmen und Aquagymnastik (siehe Seite 41) tolle Alternativen. So wird nicht nur die Ödembildung eingeschränkt, Sie können auch intensiver trainieren, weil der Puls im Wasser niedriger ist. Bereiten Sie sich sanft auf die bevorstehende Geburt vor, nehmen Sie sich Zeit für Ihren Körper und Ihre Seele, achten Sie auf genügend Entspannung. Optimal sind Übungen, die das Becken öffnen und die Brustwirbelsäule mobilisieren. Viele Tipps, die gegen Schwangerschaftsbeschwerden helfen, finden Sie im entsprechenden Kapitel (Seite 80).

TIPP *Das wachsende Baby schränkt den Lungenraum ein. Deshalb geraten Sie schon bei kleineren Anstrengungen wie Treppensteigen ins Schnaufen. Machen Sie Pause, ruhen Sie sich aus. Ihrem Baby schaden diese kleinen Momente der Kurzatmigkeit nicht. Erst stärkere und länger andauernde Atemnot kann sich negativ auf die Sauerstoffversorgung des Ungeborenen auswirken.*

Warum Bewegung so wichtig ist

Ärzte empfehlen heute, sich während der Schwangerschaft zu bewegen – natürlich nur, wenn die Schwangerschaft ohne Komplikationen verläuft, was zum Glück meistens der Fall ist. Dennoch ist nur knapp jede zweite werdende Mutter sportlich aktiv, gegen Ende der Schwangerschaft bewegt sich nur noch jede zehnte Frau genügend. Hier spielen vor allem die sportlichen Gewohnheiten von vor der Schwangerschaft eine Rolle. Wer weiss, wie gut Sport tut, wird dies auch während der Schwangerschaft nicht missen wollen.

Sich zu bewegen hat nicht nur in der Schwangerschaft viele Vorteile. Aber dann besonders, weil Sie die Auswirkungen direkt und spätestens bei und nach der Geburt spüren. Allerdings sollten es pro Tag mindestens 30 Minuten Bewegung sein. Sport wird generell zur Prävention vieler Krankheiten empfohlen. Während der Schwangerschaft hat er folgende Vorteile:

- Körperlich aktive Schwangere leiden seltener an Schwangerschaftsdiabetes.
- Wer mit geeigneten Übungen den Beckenboden trainiert, leidet weniger an unwillkürlichem Harnabgang, wenn das Baby schwerer wird.
- Ein gut trainierter Beckenboden erleichtert die Geburt.
- Wer über eine starke Rückenmuskulatur verfügt, leidet weniger an Rückenschmerzen durch das wachsende Gewicht des Bauchs.
- Die normalen Schwangerschaftsbeschwerden wie Verstopfung, Darmträgheit und Völlegefühl werden durch Bewegung gelindert.
- Beim Training werden sogenannte Endorphine ausgeschüttet, körpereigene Glückshormone, die Sie entspannt und zufrieden sein lassen und einer Depression vorbeugen.
- In einer Studie der Deutschen Sporthochschule Köln wurde belegt, dass Frauen ein fünffach verringertes Risiko haben, an depressiven Verstimmungen nach der Geburt zu leiden, wenn sie sich davor gesund und trainiert fühlen – und zwar unabhängig davon, wie fit sie wirklich sind.
- Wer sich bewegt, verfügt über eine bessere Haltung und über ein besseres Selbstwertgefühl. Die Sauerstoffversorgung verbessert sich, und das Immunsystem wird gestärkt.
- Sport reduziert die Risiken für Krampfadern; Thrombosen und andere Schwangerschaftskomplikationen treten weniger häufig auf.

■ Schwangere, die sich regelmässig bewegen, wirken sogar mit Baby-
bauch mobil und unternehmenslustig. Ihr Atemvolumen wird vergrössert, die Haltung verbessert sich, und es lassen sich viele Schwangerschaftsbeschwerden lindern.

Bewegung in der Schwangerschaft wirkt sich auch auf die Geburt positiv
aus. Sportlich aktive Frauen benötigen im Vergleich zu unsportlichen bei
der Geburt weniger Schmerzmittel und seltener einen Damm- und Kaiserschnitt. Wenn sie gebären, kommt seltener eine Zange oder eine Saugglo-
cke zum Einsatz. Trainierte Schwangere bewältigen den Geburtsschmerz
besser und erholen sich rascher von der Geburt. Die Austreibungsphase
unter der Geburt verkürzt sich gemäss Studien um fast die Hälfte. Natürlich nehmen Frauen, die sich bewegen, während der Schwangerschaft
auch etwas weniger zu und haben danach rascher wieder ihr Ausgangsgewicht, ihre «alte» Figur.

Leichtere Geburt dank Bewegung

Bewegung während der Schwangerschaft hat nachweislich viele positive
Auswirkungen, vorausgesetzt, es werden einige wichtige Regeln eingehal-
ten. Damit sind Sie auch während der runden Monate auf der sicheren
Seite:

1. **Auf den Körper hören.** Machen Sie sich keinen genauen Fitness- und
   Trainingsplan. Hören Sie auf Ihren Körper, stoppen Sie, wenn Sie
   spüren, dass es genug ist, und ruhen Sie sich aus, wenn der Atem
   knapp wird. Trainieren Sie immer so, dass Sie noch in ganzen Sätzen
   sprechen können. In der Sportsprache heisst dies: Trainieren Sie im
   aeroben Bereich (siehe Seite 28).
2. **Moderat trainieren.** In vielen Studien konnte nachgewiesen werden,
   dass moderater Sport in der Schwangerschaft sowohl für die werdende Mama als auch fürs Baby gesund ist. Moderat heisst, dass Sie es
   ruhig angehen lassen sollen. Als Faustegel gilt: Fünf bis sieben Bewe-
   gungseinheiten pro Woche à maximal 60 Minuten sind in Ordnung.
   Vor allem wenn Sie bis jetzt viel Sport getrieben haben und kaum
   unter Schwangerschaftsbeschwerden wie Übelkeit leiden, fällt es Ihnen vielleicht schwer, einen Gang zurückzuschalten. Tun Sies trotz-

dem. Nicht-Sportlerinnen starten mit drei Trainingseinheiten à jeweils 15 Minuten pro Woche und können sich langsam auf viermal wöchentlich eine halbe Stunde steigern.

3. **Realistische Ziele.** Sie werden nach der Schwangerschaft weder mehr Muskeln noch eine bessere Ausdauer haben. Es geht jetzt darum, die vorhandene Muskelmasse und die Leistungsfähigkeit zu erhalten.

4. **Verletzungsrisiko beachten.** Vermeiden Sie Sportarten, bei denen das Risiko, sich zu verletzen, erhöht ist. Durch die Hormone werden Ihre Sehnen, Muskeln und Bänder weicher. Das ist sinnvoll, weil sich der Körper so auf die Geburt vorbereitet. Es macht den Bewegungsapparat aber auch instabiler und erhöht das Risiko, sich den Fuss zu vertreten, umzuknicken oder sich anderswie zu verletzen. Es kommt jetzt nachweislich häufiger zu Verletzungen der Gelenkknorpel, des Innen- und Aussenmeniskus oder des vorderen Kreuzbandes. Vor allem im dritten Schwangerschaftsdrittel sind die Sprung- und Fussgelenke besonders belastet. Vorbeugen können Sie, indem Sie sich vor dem Training gut aufwärmen.

5. **Stürze vermeiden.** Ihr Gleichgewicht kann durch den wachsenden Bauch, das zunehmende Gewicht und den dadurch verlagerten Schwerpunkt schlechter werden. Passen Sie beim Auf- und Absteigen vom Velo oder beim Gehen auf schmalen Wegen auf. Halten Sie sich bei Einbeinübungen fest und überlegen Sie sich immer, wo Sie sich abstützen können.

6. **Gefahren ausschalten.** Vermeiden Sie alle Sportarten, die mit Schlägen, Stössen, möglichen Gewalteinwirkungen oder anderen heftigen, ruckartigen Bewegungen einhergehen. Auch Sprünge sollten Sie möglichst vermeiden. Denken Sie nicht nur an Ihren eigenen Trainingszustand und an Ihr eigenes Können. Überlegen Sie sich, wo Sie durch andere Menschen gefährdet sind, und gehen Sie entsprechenden Situationen aus dem Weg (z. B. Mannschaftssportarten, Kontaktsportarten, unvorsichtige Skifahrer auf der Piste).

7. **Keine Wettbewerbe.** Wehen können durch moderaten Sport kaum ausgelöst werden. Nicht sinnvoll sind jetzt aber leistungsorientierte Sportarten oder Wettkämpfe, weil Sie dabei weniger auf Ihren Körper hören und vielleicht nicht stoppen, wenn es zu viel wird.

8. **Bei Unsicherheit zum Arzt.** Fragen Sie lieber einmal zu viel bei Ihrem Arzt bzw. Ihrer Hebamme nach als einmal zu wenig. Sollten Sie

sich verletzen oder stürzen, ist immer eine Kontrolle angezeigt, damit Sie sicher sind, dass es dem Baby gut geht. Suchen Sie sofort einen Arzt auf, wenn es während des Sports zu Atemnot, Unterleibsschmerzen, Wehen, Blutungen, Schwindel, Augenflimmern, Kopfschmerzen oder anderen Symptomen kommt, die Sie nicht einordnen können.

9. **Achtung Risikofaktoren.** Seien Sie vorsichtig mit Sport und fragen Sie Ihre Ärztin, wenn einer der folgenden Risikofaktoren vorliegt: Bluthochdruck, Herz-Kreislauf-Erkrankungen, Diabetes, Schilddrüsenerkrankungen, stärkeres Über- oder Untergewicht, bisherige Fehlgeburten, gerade überstandene Infekte, Mehrlingsschwangerschaft.

10. **Raus an die frische Luft.** Bewegen Sie sich oft im Freien. Hier werden Sie und Ihr Ungeborenes besser mit Sauerstoff versorgt, Sie nehmen zusätzlich Vitamin D auf, und die Durchblutung wird angeregt. Vermeiden Sie Aufenthalte in Höhen über 2500 m ü. M. Trainieren Sie bei grosser Hitze besser nicht, da Ihr Körper diese jetzt weniger gut ausgleichen kann.

11. **Gute Ausrüstung.** Tragen Sie gut dämpfende, stützende und stabilisierende Schuhe. Kaufen Sie jetzt einen besonders gut stützenden Büstenhalter!

Heikle Sportarten …

Welche Bewegungen und Sportarten heikel sind, lässt sich nicht generell festlegen, denn das hängt stark von Ihrem aktuellen Trainingszustand ab. Ist Ihr Körper daran gewöhnt, dass Sie schwere Gewichte heben oder joggen, ist der ganze Bewegungsapparat anders in Form, als wenn Sie dies noch nie getan haben. Ihre Muskeln, Sehnen und Bänder konnten sich bereits vor der Schwangerschaft optimal an die gewählte Sportart anpassen. Deshalb gilt: Wer eine Sportart wirklich beherrscht, wird wahrscheinlich auch während der Schwangerschaft Verletzungen, Stürze und Unfälle vermeiden können. Ist die nötige Muskulatur vorhanden und der Bauch eher klein, wird auch das Gleichgewicht weiterhin einfacher zu halten sein, als wenn Sie von einem sehr grossen Bauch ständig nach vorne gezogen werden, was Sie dann ausbalancieren müssen. Vorsicht walten zu lassen heisst in diesem Fall, gut auf sich zu achten und das Risiko individuell möglichst klar abzuschätzen. Und Stopp zu sagen, wenn ein ungutes (Körper-)Gefühl auftritt. Jede werdende Mutter muss letztlich selber abwägen, welche Risiken sie jetzt eingehen möchte und welche nicht. Im

Zweifelsfall gilt: Neun Monate gehen rasch vorbei und sind bei der heutigen Lebenserwartung ein Klacks.

> **INFO** *Zu den als heikel eingestuften Sportarten, vor allem ab dem zweiten Trimester, gehören Bodenturnen, Inline-Skating, Rudern, Skifahren und Snowboarden, Tennis, Squash und Ballsportarten, intensives Thai- und Kickboxen und Windsurfen. Bei den folgenden Sportarten zeigen Studien und Erfahrungswerte von Ärzten, dass sie tatsächlich zu gefährlich sind. Sie sollten jetzt nicht ausgeübt werden: Klettern, Bergsteigen, Boxen, Bungee-Jumping, Eiskunstlaufen, Fallschirmspringen, Gleitschirmfliegen, Kampfsportarten inklusive Judo, Leichtathletik wie Stoss-, Wurf- und Sprungdisziplinen, Kurzstrecken- sowie Langstreckenlauf unter Wettbewerbsbedingungen, Geräteturnen oder Kunstturnen, Reiten, Tauchen mit Druckluftflaschen und Wasserskifahren.*

... und problematische Bewegungen und Positionen

Auch beim Training zu Hause und bei grundsätzlich geeigneten Sportarten gibt es ein paar Übungen, die erfahrungsgemäss ungeeignet sein können, wenn Sie schwanger sind.

Rückenlage. Meistens ist die Rückenlage in den ersten Monaten problemlos. Je länger die Schwangerschaft andauert, umso eher könnten Sie jedoch vom sogenannten Vena-Cava-Syndrom betroffen werden. Die Vena cava (Hohlvene) verläuft rechts entlang der Wirbelsäule und transportiert das Blut aus dem Körper zurück zum Herzen. Liegt die werdende Mutter auf dem Rücken, kann das Baby auf diese Vene drücken. Das kann die Sauerstoffversorgung beeinträchtigen, der Blutdruck fällt unter Umständen ab. Ihnen wird übel und schwindlig, der Puls steigt möglicherweise. Wenn Sie auf der Seite liegen, geschieht dies nicht.

Allerdings gibt es auch Frauen, die sogar bis zur Geburt problemlos auf dem Rücken schlafen können, ohne je vom Vena-Cava-Syndrom betroffen zu sein. Sie können auch weiterhin auf dem Rücken liegend trainieren.

> **ACHTUNG** *Sollten Sie sich unwohl fühlen, brechen Sie Übungen in Rückenlage sofort ab! Trainieren Sie nicht mit Hanteln – sie könnten Ihnen aus der Hand auf den Bauch oder Kopf fallen.*

Bewegungen kopfüber. Kopfüber-Moves sind nicht ideal, weil es Ihnen in den ersten Monaten übel und schwindlig sein kann. Solche Übungen verstärken diese Probleme. Verzichten Sie jetzt besser darauf.

Sprünge und Übungen, die Druck auf die Gebärmutter ausüben. Vermeiden Sie ruckartige Bewegungen und Sprünge, aber auch alle Bewegungen, die Druck auf die Gebärmutter ausüben. Sobald sich etwas unangenehm anfühlt, hören Sie auf damit und fragen Sie bei Unsicherheiten Ihre Hebamme bzw. Ihre Ärztin um Rat.

Bauchmuskeltraining ja, aber … Übungen, welche die geraden Bauchmuskeln stärken, sind am Anfang der Schwangerschaft erlaubt. Bis etwa zur 20. Woche müssen Sie keine Angst haben, dass das Baby wegen der Muskeln zu wenig Platz im Bauch haben könnte. Führen Sie die Übungen immer kontrolliert und vorsichtig aus. Nach der 20. Woche sollten Sie Übungen der geraden Bauchmuskulatur wie gerade Sit-ups weglassen, weil sonst die Bauchmuskeln auseinanderklaffen könnten (Rektusdiastase, siehe Seite 110). Auch könnte ein Sixpack das Baby im Bauch einengen. Stärken Sie daher die gerade Bauchmuskulatur durch statische Übungen, bei denen die Muskellänge konstant bleibt und die Muskeln lediglich angespannt werden. Damit die Gebärmutter ausreichend Platz findet und das leichte Öffnen der geraden Bauchmuskeln zugelassen wird, dürfen Sie die schrägen Bauchmuskeln weiterhin trainieren.

ACHTUNG *Gegen Ende der Schwangerschaft sollten Sie generell auf **Bauchmuskeltraining** und **Rumpfübungen** wie Planks verzichten. Dabei ist der Bauch zu sehr angespannt, was sich unangenehm anfühlt und auch nicht gut ist fürs Ungeborene.*

Grätsche. Sobald sich der Muttermund etwas zu öffnen beginnt oder wenn Sie zu vorzeitigen Wehen neigen, sind auch Übungen mit einer Öffnung der Hüfte (z. B. die sitzende Grätsche) ungeeignet.

INFO *Um ein Sixpack zu bekommen, müssen Sie während mindestens zwölf Wochen regelmässig trainieren. Sobald Sie mit dem Training aufhören, bilden sich die Muskeln innerhalb von drei (!) Wochen wieder zurück!*

Der Trainingspuls für werdende Mütter

Fachleute sind sich einig, dass Sie sämtliche Sportarten und Übungen während der Schwangerschaft im sogenannten aeroben Bereich absolvieren sollen. Was heisst das? Damit die Muskulatur arbeiten kann, benötigt sie Energie. Diese kann sie mit Sauerstoff (aerob) oder ohne Sauerstoff (anaerob) verarbeiten. Im aeroben Bereich (aerober Energiestoffwechsel) wird die Energie mithilfe von Sauerstoff aus der Fett- und Kohlenhydratverbrennung gewonnen.

Intensives Training findet im anaeroben Bereich statt. Dabei wird eine Sauerstoffschuld eingegangen, es entsteht viel Milchsäure (Laktat), die vom Körper wieder abgebaut werden muss. Eine solche Sauerstoffschuld oder -unterversorgung durch zu hartes Training kann zu einer schlechteren Versorgung des Ungeborenen führen. Deshalb ist ein hoch intensives Training im anaeroben Bereich jetzt tabu. Die gute Nachricht: Bei Schwangeren wird die kritische Laktatgrenze später erreicht als bei Nicht-Schwangeren. Die Milchsäure wird zwar genau gleich in den Muskeln hergestellt, aber durch das erhöhte Blutvolumen stärker verdünnt. Eine Übersäuerung tritt dadurch später auf.

Verschiedene Studien konnten zeigen, dass schwangere Frauen ihre Belastung selber sehr gut einschätzen können und meistens automatisch im richtigen, sprich aeroben Bereich trainieren. Sie können sich also auf Ihr Körpergefühl verlassen. Falls Sie bisher nie mit einer Pulsuhr trainiert haben und dies auch jetzt nicht möchten, trainieren Sie nach der Regel 1 (Seite 23). Das heisst: Solange Sie in ganzen Sätzen reden können, laufen Sie kaum Gefahr, sich zu überfordern. Auch wenn Sie mit einer Pulsuhr trainieren, sollten Sie übrigens Ihr Training subjektiv überprüfen und immer noch in ganzen Sätzen reden können.

> **TIPP** *Haben Sie bisher mit einer Pulsuhr trainiert, und kennen Sie dank Tests Ihre Werte (Ruhepuls, Maximalpuls etc.)? Orientieren Sie sich während der Schwangerschaft an folgender Faustregel: Trainieren Sie ab dem dritten Monat nicht im Hochfrequenz-Pulsbereich (70–80 Prozent des maximalen Pulses), sondern eher mit 50–65 Prozent. Untersuchungen haben gezeigt, dass es nach 30 Minuten auf dem Laufband keine Blutflussveränderungen in der Nabelschnur gab, zumindest nicht bei einer Leistung unter 60 Prozent des maximalen Pulsschlags.*

PULSWERTE

Sie kennen Ihren persönlichen Maximalpuls nicht? Kein Problem. Falls es Ihnen gut geht, vor allem im zweiten Trimester, können Sie sich an den folgenden Werten orientieren:

- Schwangere bis 20-jährig: bis 155 Herzschläge/Minute
- Schwangere bis 29-jährig: 135–150 Herzschläge/Minute
- Schwangere 30–39-jährig: 130–145 Herzschläge/ Minute
- Schwangere über 40-jährig: 125–140 Herzschläge/Minute

Beim Velofahren sollte der Puls jeweils etwa zehn Herzschläge/Minute niedriger sein, beim Schwimmen sogar 20 Herzschläge/Minute niedriger.

 INFO *In einer Studie wurde festgestellt, dass der Babypuls nach der Belastung der Mutter im Schnitt bei 160 liegt. Das bedeutet, dass Ihr Baby sozusagen eine Trainingseinheit mitmacht. Sein Puls beruhigt sich danach aber rasch wieder.*

Das optimale Training während der runden Monate

Manche Sportarten eignen sich hervorragend, um bis zur Geburt fit zu bleiben. Versuchen Sie herauszufinden, was Ihnen wirklich Spass macht und was Ihnen guttut. Sie dürfen auch jetzt neue Sportarten ausprobieren und zwischen den einzelnen Sportarten abwechseln. Beachten Sie jedoch die wichtigen Regeln (Seite 23).

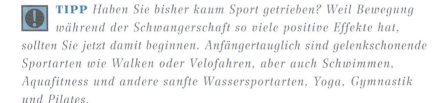 **TIPP** *Haben Sie bisher kaum Sport getrieben? Weil Bewegung während der Schwangerschaft so viele positive Effekte hat, sollten Sie jetzt damit beginnen. Anfängertauglich sind gelenkschonende Sportarten wie Walken oder Velofahren, aber auch Schwimmen, Aquafitness und andere sanfte Wassersportarten, Yoga, Gymnastik und Pilates.*

Yoga. Yoga kombiniert die Bewegung des ganzen Körpers mit Entspannungsübungen und ist sehr gut für Schwangere geeignet. Sie können sich dabei auf sich und Ihren Körper konzentrieren und lernen, besser zu atmen.

Gleichzeitig werden die Ausdauer, die Beweglichkeit und die Konzentration verbessert. Viele Yogaübungen können Sie gut daheim ausführen (siehe Seite 34). Oder Sie melden sich für einen speziellen Schwangerschaftsyogakurs an.

Tanzen. Wie gut geeignet Tanzen ist, hängt von der Tanzrichtung ab. Grundsätzlich ist dagegen aber nichts einzuwenden.

Bodytoning/Bodyshaping/Bodyforming. Mit oder ohne leichte Gewichte bzw. Hanteln sehr gut geeignet. Informieren Sie den Fitnessinstruktor, dass Sie schwanger sind. Er wird die Gewichte bzw. Hantelgrösse entsprechend anpassen und eventuell gewisse Übungen weglassen.

Tai-Chi/Qigong. Ist jetzt in der Schwangerschaft ein ausgezeichnetes Muskeltraining. Ebenfalls hilfreich sind die Dehnungen.

Low Impact Aerobic. Ist sehr gut, um sich fit zu halten und den Kreislauf zu stärken. Halten Sie sich jedoch an die leichten Übungen (Low Impact Aerobic), die mit möglichst wenig Springen oder Drehbewegungen verbunden sind, oder besuchen Sie Aerobic-Kurse speziell für Schwangere. Investieren Sie ausserdem in die besten gefederten Schuhe, die Sie bekommen können! Manche Schwimmbäder bieten Kurse in Aqua-Aerobic an, das in der Schwangerschaft, vor allem im letzten Drittel, einfach super ist.

Pilates. Mit Pilates trainiert man gezielt die in der Schwangerschaft stark belastete Bauch- und Beckenbodenmuskulatur. Viele Übungen werden im Vierfüsslerstand ausgeführt, was in der Schwangerschaft optimal ist. Wenn Ihr Kind sich in den letzten Wochen noch in der Steisslage befindet, begünstigen diese Übungen sogar eine Drehung in die Schädellage.

Einige Positionen, insbesondere die Bauch- oder Rückenlage, sind ab Mitte der Schwangerschaft nicht mehr empfehlenswert.

Wollen Sie nicht allein trainieren, halten Sie nach einem Kurs speziell für Schwangere Ausschau.

Golf. Als Ausdauertraining in der gesamten Schwangerschaft durchaus zu empfehlen, weil Sie sich wie beim Spazierengehen an der frischen Luft bewegen. Turniere sollten Sie allerdings eher auslassen.

Velofahren. Grundsätzlich ist dagegen nichts einzuwenden. Man sollte jedoch lieber keine grossen Touren mehr unternehmen und Holperstrecken querfeldein vermeiden. Der Sattel sollte bequem sein, um die Wirbelsäule zu schonen, und ein Damenrad, auf dem Sie nahezu aufrecht sitzen, ist jetzt geeigneter als ein Rennrad.

Segeln, Schnorcheln. Sind weiterhin erlaubt und geeignet.

Skilanglauf. Ist in der Schwangerschaft empfehlenswert, wenn Sie gut trainiert sind. Seien Sie vorsichtig auf gefrorenen Loipen oder bei schlechter Witterung, und bevorzugen Sie flach verlaufende Loipen.

Walking, Nordic Walking, Aqua-Jogging und Power-Walking. Zügiges und kraftvolles Gehen, eventuell mit Stockeinsatz, bzw. Wasser-Joggen sowie Gehen mit Arm- oder Fussgewichten ist in der Schwangerschaft besser geeignet als Joggen. Sie trainieren einerseits Ihre Muskeln, andererseits Ihre Ausdauer auf sanfte Weise.

Wandern. Auch lange Wanderungen sind kein Problem, wenn Sie daran gewöhnt sind und sich dabei nicht überanstrengt fühlen. Unterschätzen Sie das zusätzliche Gewicht, das Sie gegen Ende der Schwangerschaft mit sich herumtragen, nicht. Der Rucksack sollte eher leicht sein. Vermeiden Sie bei Bergwanderungen extreme Höhenunterschiede, d.h. Aufstiege zu Fuss auf eine Höhe von über 2500 m über Meer sind tabu. Auch Fahrten mit der Gondel oder Seilbahn, die in kurzer Zeit grosse Höhenunterschiede überwinden, können Ihrem Kreislauf Probleme machen. Schützen Sie Ihre Haut: Ein hoher Lichtschutzfaktor ist empfehlenswert, weil die Haut in der Schwangerschaft extrem lichtempfindlich ist.

Joggen. Wird von Experten kontrovers beurteilt. Bei geübten Läuferinnen scheint auch in der Schwangerschaft wenig dagegen zu sprechen. Immerhin bietet das Laufen etliche Vorteile: Es regt die Blutzirkulation an und beugt Thrombosen, Krampfadern und Hämorrhoiden vor. Die stützenden und haltenden Muskeln, Bänder und Sehnen sind so gut ans Joggen gewöhnt, dass Sie auch unter veränderten Bedingungen damit zurechtkommen. Die Regel, gute Schuhe und einen Sport-BH zu tragen, gilt beim Joggen ganz besonders! Wählen Sie unbedingt das richtige Tempo (siehe

Seite 28, aerobes Training). Integrieren Sie den Beckenboden ins Training (Tick-Tack, Seite 62). Hören Sie auf mit Joggen und steigen Sie auf Nordic Walking um, wenn Ihnen der Bauch zu sehr im Weg ist und wenn Sie zu kurzatmig werden oder vermehrt Seitenstechen bekommen.

Vor allem für Anfängerinnen ist Joggen jetzt weniger geeignet. Es belastet Ihre Brust, Ihren Rücken und Ihren Beckenbereich (Beckenboden), ausserdem Ihre Hüft- und Kniegelenke. Immerhin schleppen Sie einige Kilo Gewicht mehr mit sich herum, das durch die untrainierten und jetzt noch weicheren Gelenke und Bänder kaum gestützt wird.

Training im Fitnessstudio

Das Training im Fitnessstudio ist etwa bis zum siebten Monat sinnvoll. Allerdings ist es wichtig, dass Sie von gut geschulten Fitnessinstruktoren betreut werden, die sich mit dem Thema Schwangerschaft auskennen. Immer gilt: Nehmen Sie Schmerzen ernst und legen Sie mehr Pausen ein. Stellen Sie die Gewichte an den Geräten nun tiefer. Anstatt Bodybuilding können Sie Group-Fitness-Kurse, etwa in Bodyforming oder ähnliches, besuchen.

Schweres Gewichtheben ist in der Schwangerschaft nicht sinnvoll: Die extreme Anspannung der Bauchmuskulatur und die Druckerhöhung im Bauchraum sind jetzt unerwünscht, und der Beckenboden wird übermässig belastet. Leichtes Hanteltraining unter Schonung der Bauchmuskulatur ist jedoch erlaubt. Auf der sicheren Seite sind Sie, wenn Sie Hanteln mit einem Gewicht von maximal 1,5 kg verwenden. Haben Sie bisher immer mit schwereren Hanteln trainiert, dürfen Sie nach Rücksprache mit dem Arzt auch etwas schwerere Hanteln wählen. Überhaupt ist ein sanftes Krafttraining empfehlenswert, sofern geringe Belastungen mit einer erhöhten Anzahl Wiederholungen gewählt werden.

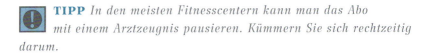 **TIPP** *In den meisten Fitnesscentern kann man das Abo mit einem Arztzeugnis pausieren. Kümmern Sie sich rechtzeitig darum.*

Mit Ihrem eigenen Gewicht dürfen Sie bis zum siebten Monat trainieren (sogenanntes funktionelles Training, siehe Seite 38). Beachten Sie beim Ausdauertraining (Ergometer, Crosstrainer, Laufband) die Richtlinien für den Puls (siehe Seite 28). Kardiogeräte sind in der Regel mit einem Herzfrequenzmesser kombiniert, der über Ihre Handinnenflächen oder einen Brustgurt ständig anzeigt, in welchem Pulsbereich Sie trainieren.

> **TIPP** *Verläuft die Schwangerschaft problemlos, dürfen Sie weiterhin in die Sauna. Bevorzugen Sie tiefere Temperaturen und eine höhere Luftfeuchtigkeit (Dampfbad, Sanarium). Fragen Sie Ihren Arzt, wenn Sie keine geübte Saunagängerin sind, und achten Sie auf die Signale Ihres Körpers wie etwa Schwindelgefühle. Wahrscheinlich tun Ihnen jetzt vor allem kürzere Saunagänge mit einer längeren Erholungszeit gut.*

Die richtige Vorbereitung aufs Training

Wärmen Sie sich jeweils vorsichtig und umfassend auf. So kommen Muskeln und Gelenke in Schwung und sind gut vorbereitet für die nachfolgenden anstrengenderen Übungen. Übrigens ist es gemäss aktuellem Wissensstand nicht sinnvoll, sich mit Dehnen und Stretchen aufzuwärmen. Denn beim klassischen kurzen Dehnen gelangen die Muskeln rasch wieder in ihre Ausgangsposition zurück. Das ist nicht ausreichend, um gut aufs Training vorbereitet zu sein. Heute geht man davon aus, dass neue, dynamische Bewegungsfolgen den Körper viel umfassender aufs Training vorbereiten. Die Muskeln sollen so aufgewärmt werden, dass sie elastisch genug sind, um vor kleinen Verletzungen geschützt zu sein. Ein gutes Warm-up berücksichtigt möglichst viele Muskelpartien und wird an die nachfolgende Sportart angepasst.

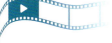

DREI ÜBUNGEN ZUM AUFWÄRMEN
www.beobachter.ch/mami_01

Die folgenden Übungen eignen sich gut zum Aufwärmen des ganzen Körpers. Alternativ ist zügiges Gehen mit Mitschwingen der Arme möglich, auch Kreisen der Arme nach hinten und vorne wäre ideal. Oder Sie wärmen sich einfach so auf, wie Sie es bisher getan haben.

Einfacher Einbeinstand

33

Kniebeuge mit gestreckten Armen

Vierfüsslerstand mit Rotation

Wirkung bei all diesen Übungen: Bringt den Körper in Schwung und wärmt auf.

 TIPP *Während der Schwangerschaft benötigt Ihr Körper mehr Flüssigkeit (siehe Seite 66). Nehmen Sie zum Training immer etwas zu trinken mit, und trinken Sie unbedingt auch vor und nach dem Training genug.*

Schwangerschaftsyoga für zu Hause

Darum tut Yoga jetzt so gut: Es ist eine perfekte Mischung zwischen Entspannung und Anspannung. Bei vielen Yogaübungen werden Bein- und Rückenmuskeln gestärkt, andere fördern die Kraft in Armen und Schultern. Es gibt übrigens spezielle Vorgeburtsyogakurse.

Yogaübungen eignen sich bis zuletzt. Sie helfen Ihnen, das innere Gleichgewicht zu finden, Kraft zu tanken und der Geburt gelassen entgegenzuschauen. Auch fördern sie die Beweglichkeit.

TIPP *Atmen Sie bei allen Übungen gleichmässig und ruhig durch die Nase.*

 Drehsitz. Setzen Sie sich gerade mit ausgestreckten Beinen auf den Boden. Ziehen Sie das rechte Knie an den Oberkörper heran. Platzieren Sie den Fuss an der Aussenseite des linken Oberschenkels, ziehen Sie die Zehen des ausgestreckten Beines an. Greifen Sie mit dem rechten Arm um das Knie herum und stellen Sie die linke Hand locker hinter dem Gesäss auf den Boden. Blicken Sie nun über die linke Schulter, halten Sie den Rücken gerade, er darf nicht nach hinten kippen! Atmen Sie 6- bis 8-mal tief ein und aus, wechseln Sie danach die Seite.

Wirkung: Kann Rückenschmerzen vorbeugen bzw. sie lindern, hilft gegen Verspannungen.

Meerjungfrau. Setzen Sie sich mit gekreuzten Beinen hin (Schneidersitz, Füsse nebeneinander). Stützen Sie sich mit der linken Hand neben dem Gesäss ab, strecken Sie die rechte Hand diagonal nach oben über Ihr Ohr. Atmen Sie 10-mal tief bis in die Rippen seitlich ein und aus, wechseln Sie danach die Seite.

Vorsicht: Wenn Sie Probleme mit den Knien oder Hüften haben, machen Sie am besten keinen Schneidersitz und verzichten auf diese Übung.

Wirkung: Dehnt die seitliche Bauchmuskulatur, die Zwischenrippen-muskeln und den Rücken. Mobilisiert die Wirbelsäule und wirkt entspannend.

Wechselatmung. Setzen Sie sich bequem im Schneidersitz hin (Füsse nebeneinander), Rücken gerade, legen Sie die Hände locker auf die Oberschenkel. Zeige- und Mittelfinger einklappen, Daumen und Ringfinger berühren sich. Atmen Sie ruhig und tief 10-mal ein und aus. Legen Sie den Daumen der rechten Hand an Ihren rechten Nasenflügel, den Ringfinger an den linken. Verschliessen Sie nun Ihre Nase rechts mit dem Daumen, atmen Sie links langsam ein. Verschliessen Sie nun den linken Nasenflügel und atmen Sie rechts aus. Atmen Sie nun rechts ein, verschliessen, links ausatmen – ständig im Wechsel, etwa 10-mal. Beenden Sie die Übung wiederum mit 10 ruhigen, tiefen Atemzügen.

Wirkung: Erhöht die Lungenkapazität, verhilft zu Entspannung und ruhigerer Atmung, wirkt harmonisierend. Kann helfen, die Nasendurchgänge zu öffnen.

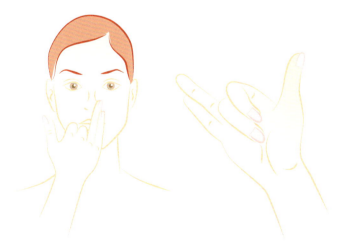

Liegender Schmetterling. Legen Sie Decken und Kissen so auf den Boden, dass Ihr Oberkörper etwas erhöht ist, wenn Sie sich auf den Rücken legen, und dass Ihre Wirbelsäule ab Höhe Bauchnabel gut gestützt wird. Der Kopf liegt am höchsten. Drücken Sie nun die Fusssohlen zusammen, ziehen Sie so die Knie an, wie wenn die Beine Schmetterlingsflügel bilden würden. Lassen Sie die Knie locker gegen den Boden fallen. Schieben Sie Kissen unter Ihre Oberschenkel und legen Sie die Hände auf den Bauch. Entspannen Sie in dieser Position 5 bis 10 Minuten lang.

Wirkung: Öffnet die Hüften, den Brustkorb und die Beininnenseiten, wirkt entspannend.

——

Squat sowie Twist und Schmetterling. Gehen Sie breitbeinig und tief in die Hocke. Drehen Sie die Füsse leicht nach aussen. Drücken Sie die Handflächen gegeneinander und die Ellbogen von innen gegen die Knie. Spannen Sie den Beckenboden an. Machen Sie bewusst 5 tiefe Atemzüge. Nun strecken Sie eine Hand auf den Boden und die andere am Knie vorbei hoch in die Luft diagonal nach hinten. Schauen Sie mit dem Kopf hinterher. Brustkorb nach vorne öffnen. Machen Sie jetzt 3 tiefe Atemzüge. Seitenwechsel, wieder drei tiefe Atemzüge. Setzen Sie sich danach auf den Boden, Fusssohlen zusammen, Knie auseinander. Halten Sie die Füsse mit den Händen. Wippen Sie leicht mit den Knien (Schmetterlingsflügel) und strecken Sie den Rücken. Spannen Sie den Beckenboden abwechselnd an und entspannen Sie ihn wieder. Machen Sie dazu 8 bis 10 tiefe Atemzüge.

Wirkung: Stärkt den Beckenboden, fördert die Beweglichkeit.

——

Beine an die Wand (Viparita Karani). Diese Übung finden Sie als Video unter www.beobachter.ch/mami_06.

Wirkung: Hilft zu entspannen, entlastet die Beine und beugt Schwellungen und Wassereinlagerungen vor, entlastet das Herz-Kreislauf-System, fördert die Tiefenatmung und beruhigt das Nervensystem.

> **ACHTUNG** *Falls Sie zu vorzeitigen Wehen neigen oder sich der Muttermund bereits zu öffnen beginnt, sind Yogaübungen, die die Hüften öffnen (z. B. sitzende Grätsche), ungeeignet.*

Pilates für Schwangere

Pilates hilft Ihnen, beweglich zu bleiben und gleichzeitig Ihr Gleichgewicht und Ihre Kraft zu trainieren. Das sanfte Work-out verschafft Ihnen zudem ein gutes Körpergefühl. Pilates beugt ausserdem Rückenbeschwerden und Problemen mit dem Beckenboden vor, da beide Körperbereiche bei den Übungen besondere Beachtung finden. Auch berichten Schwangere, dass sich damit Wassereinlagerungen vermindern lassen.

Die Basis aller Übungen im Pilates ist das «Power House» oder die «kraftvolle Mitte». Damit ist die Beckenbodenmuskulatur gemeint, die bei allen Pilatesübungen eine zentrale Rolle spielt (siehe Abbildung Seite 57).

Das Becken wird beim Power House immer in Neutralposition gehalten. Dabei sind das Schambein und der Beckenspitz auf einer Höhe, die Rückenmuskelstränge sind weitgehend entspannt. Dies geschieht übrigens automatisch, wenn Sie sich auf den Bauch legen (in nicht-schwangerem Zustand!). Falls Sie nicht entspannt sind, versuchen Sie, das Becken zum Nabel hin zu kippen, dadurch werden die Rückenmuskelstränge etwas weicher. So wird anschliessend die Kraft im Beckenboden- und Bauchbereich aufgebaut und nicht im unteren Rücken. Vielleicht hilft Ihnen die Vorstellung, dass Sie Ihren Bauchnabel an die Wirbelsäule knipsen. Die Mitte wird nun stabil gehalten, indem Sie den Beckenboden-Bauchbereich anspannen und in die Flanken atmen. Diese Art der Atmung hilft besonders gut gegen Stress. Dabei dehnt sich der Brustkorb seitlich nach rechts und links, was dazu führt, dass sich die Lungenflügel an den Seiten erweitern und dem Herzen Platz machen.

Flankenatmung. Legen Sie sich auf den Rücken, schliessen Sie die Augen. Nehmen Sie konzentriert wahr, wie Ihr Atem fliesst. Legen Sie die Hände locker seitlich an die Rippen. Nun ziehen Sie seitlich gegen Ihre Hände die Luft ein, wenn Sie atmen. Atmen Sie bewusst langsam, fliessend und vollständig aus. Wiederholen Sie dies 6- bis 9-mal. Spüren Sie, wie Sie sich entspannen. Besonders gut eignet sich diese Übung nachts, damit Sie wieder einschlafen können. Falls es Ihnen in der Rückenlage nicht mehr wohl ist, führen Sie die Übung im Sitzen aus (gerader Rücken, bequeme Haltung).

Wirkung: Hilft gegen Stress, ermöglicht eine ruhigere, gleichmässigere Atmung.

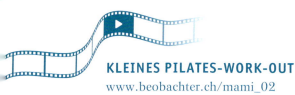

KLEINES PILATES-WORK-OUT
www.beobachter.ch/mami_02

Dieses Work-out ist ideal geeignet während der Schwangerschaft, tut aber auch nicht-schwangeren Frauen gut und kann schon bald nach der Geburt wieder ausgeführt werden. Pilatesübungen fördern die Beweglichkeit, helfen, Muskeln aufzubauen, und geben ein gutes Körpergefühl.

Table
Beachten Sie bei dieser Übung den Hinweis zum Vena-Cava-Syndrom (Seite 26).
   Wirkung: Kräftigt die Rückenmuskulatur, stabilisiert den Rumpf.

Windmill Arms
Wirkung: Gute Übung für die Schultermuskulatur und die Arme.

Leg Pull Front
Wirkung: Stärkt die gesamte Rumpfmuskulatur inklusive Brustmuskulatur, trainiert die Schulterpartie und Armmuskulatur.

Stehende Mermaid
Wirkung: Kräftigt und formt die seitliche Bauchpartie und die Oberschenkel, stärkt die Schulterpartie.

Fit mit funktionellem Training

Fürs funktionelle Training brauchen Sie nichts ausser Ihrem eigenen Körper, einem Miniband (in verschiedenen Stärken erhältlich, beginnen Sie mit der ringen Version), einer Gymnastikmatte und bequemer Kleidung. Beim funktionellen Training arbeiten Sie mit Ihrem eigenen Körpergewicht statt mit Maschinen und schweren Gewichten. Arbeiten Sie nie mit Schwung, sondern langsam und konzentriert. Machen Sie lieber weniger Wiederholungen, diese dafür sauber und korrekt. Achten Sie auf eine gute Haltung und vergessen Sie das Atmen nicht.

TIPP *Arbeiten Sie im Modus 4:2:4. Nehmen Sie sich vier Sekunden, um in die gewünschte Position zu gelangen, zwei Sekunden, um sie zu halten, und nochmals vier Sekunden, um langsam in die Ausgangsposition zurückzukommen. Langsam zählen und immer gut atmen.*

Side Tips. Stehen Sie aufrecht, hüftbreit. Stellen Sie sich vor, dass Sie Ihren Bauchnabel nach hinten gegen Ihre Wirbelsäule ziehen. Positionieren Sie das Miniband über den Knöcheln. Arme einstützen oder eine Hand an einer Wand abstützen. Bein abwechslungsweise langsam zur Seite ziehen (4 Sekunden), mit der Fussspitze auf den Boden tippen (2 Sekunden), Bein langsam zurückführen (4 Sekunden). Wiederholen Sie die Übung auf jeder Seite 6- bis 9-mal.

Wirkung: Für eine schöne Hüftpartie und straffe Oberschenkel. Kräftigt die Abduktorenmuskeln.

———

Hip Clam. Sie liegen in Seitenlage auf einer Gymnastikmatte, Kopf- und Armhaltung wie auf dem Bild. Positionieren Sie das Miniband je nach Trainingszustand unterhalb oder oberhalb der Knie. Führen Sie das obere Bein langsam nach oben, die Füsse bleiben nahe beieinander. 2 Sekunden halten, langsam während 4 Sekunden zurück in die Ausgangsposition bringen. Pro Seite 6 bis 9 Wiederholungen.

Wirkung: Für kräftige, straffe Beine und für die Hüftpartie.

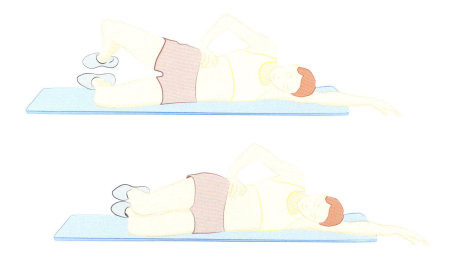

Lat-Zug mit Theraband. Diese Übung finden Sie als Video unter www.beobachter.ch/mami_11 (Seite 170).

Wirkung: Stärkt den Rücken, vor allem die obere Rückenpartie und die Schultern, kräftigt die Oberarme.

Liegestütz mit Arm Lift. Wickeln Sie sich das Miniband um beide Handgelenke. Nehmen Sie die Stellung für die weibliche Liegestütze ein. Achten Sie auf eine gute Haltung (kein hohles Kreuz, Schultern nicht durchhängen lassen). Ziehen Sie im 4:2:4-Takt abwechslungsweise den rechten und den linken Arm so weit nach vorn, wie Sie können. 6 bis 9 Wiederholungen.

Wirkung: Fördert die Koordination und das Gleichgewicht, stärkt die Schulter-, Brust- und Armmuskulatur.

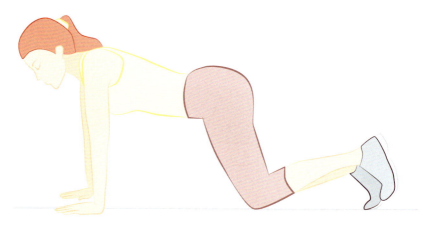

Position für die weibliche Liegestütze

Tauziehen. Wickeln Sie das Miniband um die Handgelenke, strecken Sie die Arme über den Kopf in die Höhe. Ziehen Sie die Schultern erst hoch und dann wieder herunter (4:2:4 Sekunden). 6 bis 9 Wiederholungen.

Im zweiten Teil der Übung halten Sie die Arme mit dem Miniband hinter den unteren Rücken. Ziehen Sie die Arme so weit nach hinten wie möglich, führen Sie dabei die Schulterblätter zusammen. Achten Sie auf eine gute Haltung (Bauchnabel an die Wirbelsäule knipsen, Atmen nicht vergessen).

Wirkung: Kräftigt die Schultern und den Rücken, trainiert die ganzen Arme.

***

Russian Twists. Diese Übung finden Sie als Video (www.beobachter. ch/mami_10). Einfache Variante: Füsse auf den Boden abstellen.
Wirkung: Fördert die Koordination und das Gleichgewicht, stärkt die seitlichen Bauchmuskeln.

Ab ins Wasser!

Schwimmen und Aquatraining gehören zu den am meisten empfohlenen Sportarten für Schwangere und können bis kurz vor der Geburt ausgeübt werden. Im Wasser ist das zusätzliche Gewicht nicht spürbar, was entspannend und gelenkschonend ist. Zudem ist das Risiko, sich im Wasser zu verletzen, klein. Schwimmen trainiert Ihre Ausdauer und stärkt alle wichtigen Muskelgruppen. Auch reduziert das Training im Wasser vorhandene Wassereinlagerungen. Gut geeignet ist das Brustschwimmen, da es Ihnen die beste Atmung ermöglicht. Passen Sie Ihr Schwimmtempo an. Die optimale Wassertemperatur ist übrigens 18 bis 25 Grad Celsius.

❗ ACHTUNG *Falls Sie gerne tauchen, gehen Sie maximal ein paar Sekunden unter Wasser, damit Ihr Baby gut mit Sauerstoff versorgt ist. Bleiben Sie wegen des Wasserdrucks lediglich direkt unter der Wasseroberfläche.*

Vier ideale Wasserübungen

Knie hoch. Legen Sie sich im Wasser auf den Rücken, strecken Sie die Beine gerade aus und die Arme zur Seite. Ziehen Sie die Knie langsam an, in Richtung des Bauchs. Gleichzeitig richten Sie Ihren Oberkörper nahezu senkrecht auf. Kurz halten und in die Ausgangsposition zurück.
Wirkung: Kräftigt Beine und Bauch.

***

Armkreisen. Legen Sie sich im Wasser auf den Rücken, strecken Sie die Arme zur Seite aus. Führen Sie die Arme nun seitwärts nach oben über den Kopf und danach langsam nach unten zu den Hüften, bis Ihre Hände die Hüfte berühren. Zeichnen Sie den Kreis um Ihren Körper 20-mal. Wenn Sie einen Schwimmgürtel haben, kann er Ihnen das Training erleichtern.

Wirkung: Trainiert die gesamte Armmuskulatur.

Schwimmen wie ein Hund. Halten Sie sich am Beckenrand fest und legen Sie sich im Wasser auf den Bauch. Halten Sie die Arme gestreckt. Paddeln Sie nun mit Ihren Beinen auf und ab – nur die Beine arbeiten. Führen Sie dies mehrere Minuten in Ihrem Tempo aus. Sie sollen nicht ausser Atem kommen.

Wirkung: Sanftes Ausdauertraining, Kräftigung der Beine.

Velofahren. Begeben Sie sich ins tiefe Wasser, wo Sie nicht mehr stehen können. Bleiben Sie aufrecht. Bewegen Sie Ihre Beine nun wie beim Velofahren und halten Sie dabei mit den Armen die Balance oder halten Sie sich mit einer Hand am Beckenrand fest. Führen Sie diese Übung so lange aus, wie Sie mögen.

Wirkung: Verbesserung der Balance, fördert Durchblutung des ganzen Körpers und trainiert die Beinmuskulatur.

 TIPP *Befürchten Sie, sich im Wasser eine Infektion der Scheide zu holen? Dieses Risiko wird als sehr klein eingeschätzt. Das Wasser in schweizerischen Schwimmbädern wird laufend überprüft und gilt als sehr sauber. Ausserdem werden Keime durch Chlor abgetötet. Heikler sind Whirlpools und Schwimmbecken (v. a. Kleinkinderbecken), in denen sich viele Menschen aufhalten. Vermeiden Sie es auch, sich auf Bänke oder Sitzflächen zu setzen, oder legen Sie ein sauberes Handtuch unters Gesäss. Erkundigen Sie sich nach der die Wasserqualität von Seen und Flüssen, bevor Sie darin schwimmen gehen. Ziehen Sie den nassen Badeanzug nach dem Schwimmen rasch aus.*

Auf den Ball und los

Freunden Sie sich bereits jetzt mit dem Gymnastikball an. Diese Anschaffung lohnt sich bestimmt! Sie können während der Schwangerschaft auf dem Ball gut entspannen, gelenkschonend trainieren, den Körper entlasten und Verspannungen lösen. Machen Sie alle Übungen so lange, bis sich eine wohltuende Lockerung einstellt. Heute hat es übrigens in vielen Gebärzimmern einen Gymnastikball. Und auch nach der Geburt lohnt sich ein solcher, denn Sie können sich mit dem Baby drauf setzen, sanft schaukeln oder leicht wippen und so sich und das Baby beruhigen.

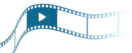

AUF DEN BALL UND LOS
www.beobachter.ch/mami_03

Die folgenden Übungen können bis zur Geburt gemacht werden, mit Ausnahme der Übung «Beine auf den Ball» (Hinweis zum Vena-Cava-Syndrom beachten, siehe Seite 26). Sie eignen sich auch nach der Geburt wieder, sobald die Verletzungen im Schambereich verheilt sind. Dabei den Beckenboden spüren und anspannen.

Links-rechts Hüften hoch
Wirkung: Formt die Taille, lockert das Becken.

Eine ruhige Kugel schieben
Wirkung: Reduziert Verspannungen, regt den Kreislauf und die Atmung an, macht gute Laune.

Beine auf den Ball (leichte Variante)
Wirkung: Kräftigt das Gesäss und den Beckenboden, entspannt den Rücken, fördert die Balance.

Ball umarmen
Wirkung: Sehr gute Übung gegen Verspannungen.

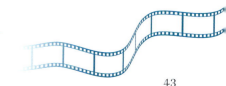

Trainingsabschluss und Regeneration

Es ist wichtig, dass sich Ihr Körper nach dem Training regenerieren kann. Zwischen zwei Krafttrainings sollten Sie deshalb 48 bis 72 Stunden pausieren. Nach einem Ausdauertraining, nach einem Yoga- oder Pilates-Work-out erholt sich der Körper meist rascher, hier genügend 24 bis 48 Stunden Pause. Die Regeneration ist ebenso wichtig wie die Belastung. Kann sich Ihr Körper nämlich zwischen den Trainings nicht genügend erholen, nimmt seine Leistungsfähigkeit ab statt zu. Dehnen wird heute auch nach dem Training nicht mehr unbedingt empfohlen. So leiten Sie die Regeneration optimal ein:

- Trinken Sie unmittelbar nach dem Training. Ideal ist ein kohlenhydratreiches Getränk, das gerne auch isotonisch sein darf.
- Um die Regeneration einzuleiten, laufen Sie gemächlich aus, fahren mit dem Velo langsam aus oder schwimmen Sie eine letzte langsame Runde, bevor Sie aus dem Wasser kommen.
- Machen Sie leichte Gymnastik, die mobilisiert und gleichzeitig entspannt. Machen Sie einige **Dehnübungen,** und lockern Sie Ihre Glieder.
- Eine andere Möglichkeit: Leiten Sie die Regenerationsphase mit Übungen aus dem Bereich des **Faszientrainings** (siehe Seite 46) ein, etwa indem Sie eine Black Roll verwenden.
- Wenden Sie nach einem längeren oder intensiveren Training (mehr als 30 Minuten) zusätzlich, wenn Sie darin geübt sind, einige Übungen aus dem Yoga (siehe Seite 34), dem autogenen Training, Qigong oder Tai Chi an.
- Essen Sie, sobald Sie mögen, proteinreich oder trinken Sie einen hochwertigen Proteinshake (siehe Seite 166).

TIPP *Ein Besuch im Dampfbad oder eine Massage wirkt ebenfalls regenerierend. Schlafen Sie genug, auch das gehört zur Regeneration. Sie erholen sich übrigens schneller, wenn Sie bereits gut trainiert sind.*

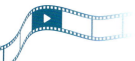

TRAININGSABSCHLUSS UND REGENERATION
www.beobachter.ch/mami_04

Dehnübungen

Dehnübungen fördern unter anderem die Beweglichkeit verkürzter Muskeln. Führen Sie die Übungen langsam aus und Ihrem eigenen Bewegungsradius entsprechend. Halten Sie die Dehnung 30 bis 60 Sekunden, gehen Sie keines. Wer mag, kann sanft in die Dehnung hineinwippen. Am besten machen Sie während der Schwangerschaft Ihre eigenen Dehnübungen und schliessen das Training so ab, wie Sie es bisher getan haben. Als Vorbereitung auf die Geburt werden einige Bänder und Sehnen lockerer, gehen Sie deshalb vorsichtig vor.

Wadenstrecker
Wirkung: Dehnt die Wadenmuskulatur.

Beinharmonika
Achtung: Überkopfübungen sind super für die Dehnung der oft verkürzten Oberschenkelmuskulatur, sollten aber während der Schwangerschaft nicht ausgeführt werden.
   Wirkung: Dehnt die hintere Oberschenkelmuskulatur.

Baum im Wind
Wirkung: Dehnt die gesamte seitliche Körpermuskulatur, mobilisiert und streckt die Wirbelsäule.

Faszientraining mit Black Roll/Foam Roll.
Rollen Sie mit einer Faszienrolle (Black Roll, siehe Kasten Seite 46) immer sanft herzwärts. Bleiben Sie kurz auf den Punkten. die Ihnen besonders schmerzhaft vorkommen (Triggerpunkte). Die Bewegungen sind langsam und sanft. Sie können auch andere Muskelpartien so massieren, etwa den Rücken, jedoch immer herzwärts.
   Vorsicht: Kein Faszientraining bei Krampfadern!

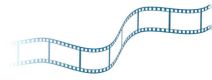

FASZIENTRAINING

Der Begriff «Faszien» stammt aus dem Lateinischen und bedeutet so viel wie «Bänder». Es ist ein faserreiches, kollagenes Netz aus Bindegewebsstrukturen (daher die frühere Bezeichnung «Bindegewebe»), die unsere Sehnen, Bänder, Gelenke sowie das Muskelbinde-gewebe ummanteln. Das Fasziengewebe speichert Wasser und unterstützt das Immun-system. Die Faszien haben, wie man heute weiss, auch einen grossen Einfluss auf die Kraft und die Elastizität der Bewegungen. Dennoch ist rund um das Thema Faszien wissen-schaftlich noch vieles unerforscht.

Faszientraining ist also eigentlich ein Training des Bindegewebes. Es geht allerdings weiter als nur gerade das Ausrollen mit einer Faszienrolle (Black Roll; darunter versteht man eine oft schwarze Rolle aus Hartschaum, die zur Selbstmassage genutzt werden kann) und umfasst lang gehaltene Dehnungen, leichte Schwing- und Wipp-Bewegungen sowie Mobilisationsübungen. Dadurch sollen unter anderem verklebte Bindegewebsstrukturen gelöst werden. Wer den Rücken einseitig belastet, etwa durch dauerndes Sitzen vor dem Computer, leidet oft an Verspannungen bzw. verklebten Bindegewebsstrukturen im oberen Rücken-Nacken-Bereich. Stress fördert die Verklebungen zusätzlich, weil die Faszien dabei unter Dauerspannung stehen. Eine Black Roll kann Abhilfe schaffen: Damit lassen sich Verspannungen und Verhärtungen lösen, gespeicherte Flüssigkeit wird aus dem Gewebe gedrückt. Allerdings warnen Experten davor, die Black Roll ohne Rücksprache mit Fach-personen (Ärztin, Personal Trainer) einzusetzen. Gerade Frauen mit einem schwachen Bindegewebe könnten damit mehr Schaden anrichten und zum Beispiel die Entstehung von Krampfadern fördern. ■

Entspannen und sich Gutes tun

Kurz vor der Geburt sind Sie wahrscheinlich ziemlich nervös und vermutlich auch nicht mehr fit genug, um noch Sport zu treiben. Jetzt hilft Ihnen alles, was Sie entspannt und beruhigt, etwa Atemübungen und Meditationen. Danach werden Sie auch besser einschlafen können. Versuchen Sie es mit den folgenden Übungen:

Kreisen des Beckens. Gehen Sie in den Vierfüsslerstand. Die ganze Wirbelsäule, der Hals und der Kopf bewegen sich zusammen mit Ihrem ausladend kreisenden Becken.
   Wirkung: Entspannt und lockert den Rücken.

———

Öffnung des Brustkorbs. Gehen Sie in den Vierfüsslerstand. Strecken Sie den einen Fuss zur Seite aus (gestrecktes Bein) und diagonal den Arm nach oben zur Decke (linkes Bein, rechter Arm und umgekehrt). Schauen Sie dabei zur Hand. 5 Sekunden halten, Seitenwechsel. Pro Seite 5-mal.
   Wirkung: Löst Verspannungen der seitlichen Muskulatur und verbessert die Atmung.

———

Bienensummen. Setzen Sie sich aufrecht im Schneidersitz hin (nur wenn der Muttermund noch fest geschlossen ist), legen Sie ein Kissen unter das Gesäss. Legen Sie die Hände ohne Druck auf Ihre Ohren, schliessen Sie die Augen. Achten Sie darauf, dass Ihre Schultern locker sind. Atmen Sie ein. Summen Sie beim Ausatmen mit geschlossenem Mund den Buchstaben «Mmmmmmm».
   Wirkung: Entspannt und fördert die Konzentration.

———

Bauchatmung. Legen Sie sich auf die Seite, schieben Sie ein Kissen (Stillkissen) unter Ihr oben liegendes, angewinkeltes Bein. Legen Sie eine Hand auf Ihren Bauch. Spüren Sie, wie sich Ihr Bauch beim Einatmen hebt und beim Ausatmen wieder senkt. Vielleicht beginnt sich Ihr Baby jetzt zu bewegen. Nehmen Sie in Gedanken Kontakt mit ihm auf, geniessen Sie den Moment.
   Wirkung: Diese Übung ist mental und für den Bauch extrem entspannend und wird Ihnen auch zwischen den Wehen helfen können, neue Kraft zu tanken und sich zu erholen.

Eine Reihe weiterer Entspannungsübungen finden Sie im Kapitel 3 (Seite 200). Diese eignen sich genauso gut während der Schwangerschaft wie danach.

Gut vorbereitet für die Geburt

Schon die Wikinger sollen gesagt haben: «Über den Wind können wir nicht bestimmen, aber wir können die Segel richten.» Vielleicht möchten Sie noch so viel erledigen, und die Zeit vergeht im Nu. Dennoch lohnt es sich, einige Dinge jetzt zu planen – immer im Wissen, dass es auch ganz anders kommen kann. Sprechen Sie mit Ihrem Partner, überlegen Sie sich gemeinsam, wie Sie sich das Familienleben vorstellen. Wer von Ihnen beiden möchte wie viel arbeiten, wie soll die Rollenteilung aussehen? Ist Teilzeit möglich? Wer macht was im Haushalt und mit dem Kind? Wie können Sie sich gegenseitig unterstützen und entlasten, wer könnte sonst noch helfen? Bedenken Sie, dass Alltagsstress der Beziehungskiller Nummer eins ist. Die Ankunft eines Babys ist bei fast allen Paaren mit Stress verbunden. Doch das gemeinsame Bewältigen und Im-Gespräch-Bleiben macht stark.

Auch die folgenden Tipps helfen:
- Hören Sie wenn möglich ein paar Wochen vor dem Geburtstermin auf zu arbeiten. Geniessen Sie nochmals Ihr eigenes Leben und die Tatsache, dass Sie auf niemanden Rücksicht nehmen müssen.
- Organisieren Sie schon während der Schwangerschaft Hilfe für die Zeit nach der Geburt. Sie wissen nicht im Voraus, wie es Ihnen danach psychisch oder physisch gehen wird. Vor allem beim ersten Kind möchten die wenigsten Mütter in der allerersten Zeit daheim allein sein. Bietet der Arbeitgeber Ihres Partners einen Vaterschaftsurlaub an oder die Möglichkeit, einigermassen flexibel Ferien zu nehmen (nur wenige Babys halten sich an den genau berechneten Geburtstermin!)? Könnte Ihre Mutter, Schwiegermutter oder Freundin zu Ihnen kommen und helfen? Wie sieht es mit Spitexleistungen aus? Auch das Rote Kreuz ist eine gute Adresse (siehe Anhang).
- Überlegen Sie sich gut, welche Einstellung Sie zum Thema Dammschnitt und zu anderen medizinischen Massnahmen während der Ge-

burt haben. Vor allem Dammschnitte sind gemäss neusten Erkenntnissen in vielen Fällen überflüssig, die Folgen davon spüren betroffene Mütter aber noch lange. So etwas rasch entscheiden zu müssen, während Sie in den Wehen liegen, ist schwierig. Erkundigen Sie sich vorher, wie es dort, wo Sie gebären möchten, gehandhabt wird und wie rasch man zum Skalpell greift. Beden-

BUCHTIPP
Caroline Fux, Joseph Bendel:
Das Paar-Date. Miteinander über alles reden. Mit Tagebuch fürs Update-Gespräch. Beobachter-Edition. 3. Auflage, Zürich 2018

ken Sie aber auch, dass der Entscheid für den Dammschnitt vom Arzt oder der Hebamme gefällt werden muss, bevor sie genau wissen, was das Köpfchen des Babys mit Ihrem Damm machen wird.

- Gehen Sie mit realistischen Erwartungen zur Geburt, machen Sie sich nicht zu viele Vorstellungen darüber, wie genau sie ablaufen wird, wie rasch sich die Mutterliebe entwickelt, wie schnell Sie wieder fit sein werden und wie glücklich Sie sich als Mutter fühlen werden. Nehmen Sie es, wie es kommt. So werden Sie weniger enttäuscht, wenn etwas nicht planmässig verläuft.

- Lassen Sie sich durch abenteuerliche Geburtsberichte anderer Frauen nicht verängstigen. Vielleicht möchten sie als Heldinnen gefeiert werden und Beachtung finden. Vielleicht war es auch tatsächlich schlimm und gefährlich. Bedenken Sie einfach, dass wir hierzulande über eines der besten Gesundheitssysteme verfügen, dem wir Vertrauen schenken dürfen. Jede Geburt ist einmalig. Auch diejenige Ihres Kindes wird es sein.

INFO *Musste Ihr Baby mit einem Notfall-Kaiserschnitt geholt werden? Hadern Sie nicht damit und verschwenden Sie keine Zeit mit der Frage, ob das jetzt gut oder schlecht war. Es gibt Momente, da hat eine Frau gar keine andere Wahl, und die Ärzte und Hebammen handeln nach bestem Wissen und Gewissen. Wenn ein solcher Eingriff Ihnen oder Ihrem Kind das Leben gerettet oder Behinderungen erspart hat, ist die Frage nach dem Warum irrelevant.*

ACHTUNG *Erwägen Sie einen Wunsch-Kaiserschnitt? Bedenken Sie: Die Schmerzen beginnen erst danach, von einer Spontangeburt erholen Sie sich weit schneller. Befassen Sie sich mit sämtlichen*

Vor- und Nachteilen, bevor Sie sich dafür entscheiden. Informieren Sie sich insbesondere über die Auswirkungen eines Kaiserschnitts auf die Lungenfunktion des Babys, auf seine Erstausstattung mit Mikrobiota (den zahlreichen Kleinstlebewesen in unserem Körper) und über das erhöhte Allergierisiko.

Straff bleiben? Schwangerschaftsstreifen vorbeugen

Während der Schwangerschaft kommt es zu einer starken Dehnung der Gebärmutter und zu einer Hormonumstellung. Beides kann dazu führen, dass Dehnungsstreifen (kleine Risse in der Unterhaut) entstehen. Vorbeugen können Sie mit allem, was die Haut pflegt und besser durchblutet. Beginnen Sie mit der speziellen Hautpflege im dritten Monat oder sobald die Haut trocken wird und zu jucken beginnt, etwa mit täglichem Einölen von Bauch, Brust, Gesäss und Oberschenkeln. Gut eignen sich auch Wechselduschen (warm-kalt) und eine leichte Massage der Haut mit einem

---

GROSSE HOFFNUNG, TRAURIGES ENDE

Leider endet nicht jede Schwangerschaft mit der Geburt eines gesunden Babys. Manche Frauen erleben eine Fehl- oder Totgeburt, oder das zu früh geborene Baby überlebt trotz aller Anstrengungen nicht.

Keine Frau weiss im Voraus, wie sie auf ein so trauriges Erlebnis reagieren wird. Nehmen Sie sich unbedingt die nötige Zeit nach der Diagnose, um zu entscheiden, wie es weitergehen soll. Vielleicht möchten Sie im ersten Moment nur eins: das Ungeborene aus Ihrem Bauch entfernen, auch operativ. Vielleicht brauchen Sie aber auch deutlich mehr Zeit und möchten, dass auch eine Fehlgeburt von selbst stattfinden kann. Sprechen Sie mit Ihrem Arzt, ob und wie lange Sie Zeit haben, bis Ihr Körper von selbst damit beginnt, ein Windei oder einen abgestorbenen Embryo auszustossen. Bedenken Sie, dass auch eine sofortige Kürettage gewisse Nachteile hat und es sinnvoll sein kann, wenn Sie sich auch von einem noch so kleinen Fötus verabschieden und ihn anschauen können. Auch wenn Ihr Kind tot geboren wird, ist es für Sie vielleicht wichtig, es zu halten und von ihm Abschied zu nehmen.

Lassen Sie sich zu nichts drängen, wenn nicht unmittelbarer Handlungsbedarf besteht. Wie Sie mit einer so traurigen Erfahrung fertig werden, hängt stark davon ab, wie Sie danach betreut werden. Suchen Sie sich Menschen, die Sie jetzt besonders sensibel umsorgen und bei Bedarf an die richtigen Fachstellen weiterleiten (Adressen im Anhang). Lassen Sie sich von niemandem vorschreiben, wie lange Sie trauern dürfen. ■

Sisalhandschuh unter der Dusche. Reiben Sie damit den Bauch sanft im Uhrzeigersinn. Übrigens sorgen vor allem Muskeln dafür, dass Ihr Körper straff aussieht und die darüber liegende Haut gut durchblutet ist.

Zupfmassage. Diese spezielle Massage hilft, Schwangerschaftsstreifen vorzubeugen. Führen Sie sie jeden Tag ab dem dritten Monat durch.

Schritt 1: Reiben Sie mit kreisenden Bewegungen ein gutes Körperöl von aussen rund um den Bauch hin zum Nabel ein.

Schritt 2: Zupfen Sie die Haut, indem Sie sie sanft zwischen Daumen und Zeigefinger etwas hochziehen und wieder loslassen; damit beginnen Sie rund um den Nabel.

Schritt 3: Wenden Sie dieselbe Technik an anderen Körperstellen an.

TIPP *Wählen Sie von Ökotest mit «sehr gut» gekennzeichnete Produkte, Naturprodukte oder reine Öle wie Mandelöl oder Sheabutter. Achten Sie darauf, dass ein gekauftes Massageöl möglichst wenig Zusatzstoffe enthält.*

Der Beckenboden und der Rücken

Sowohl der Beckenboden als auch der Rücken leisten während einer Schwangerschaft Schwerarbeit, kurz vor der Geburt sogar Schwerstarbeit. Je besser trainiert beide sind, umso weniger Schmerzen und Unannehmlichkeiten werden sie Ihnen bereiten und umso rascher sind Sie nach der Geburt wieder fit. Jede Minute, die Sie in den Rücken und in den Beckenboden investieren, lohnt sich.

Der Rücken wird während der Schwangerschaft arg strapaziert: Viele werdende Mütter klagen über Rückenschmerzen und mögen sich kaum mehr bewegen. Leider beginnt genau damit ein Teufelskreis. Das zunehmende Körpergewicht und der wachsende Bauch, aber auch die grösser werdende Brust bringen die Dynamik und Statik des Körpers durcheinander. Muskeln, die schlaff sind, verkürzen sich zusätzlich. Das natürliche Stützkorsett verliert an Kraft. Viele Schwangere nehmen eine schlaksige *Sway-back*-Haltung an, d. h. sie fallen ins hohle Kreuz und «hängen» sozusagen in den Seilen. Sind die Rumpfmuskeln (Bauch, Rücken) schwach und zudem die Hüft- und Oberschenkelmuskeln nicht besonders beweglich, werden das Becken und die Wirbelsäule ungenügend gestützt. Dies führt zu Haltungsschwächen und dadurch zu Rückenschmerzen. Wiederkehrende Rückenschmerzen wiederum haben Veränderungen im Gehirn zur Folge, welche die Muskelkoordination im unteren Rücken beeinträchtigen – wir stellen uns auf Schmerz ein und verkrampfen uns. Der Teufelskreis beginnt zu drehen.

Haltung bewahren

Es geht trotz Schwangerschaft auch anders: Wer sich mit Rückgrat und erhobenem Kopf aufrichtet, sieht selbstbewusst aus und wirkt attraktiver. Gleichzeitig wird durch das Sich-Aufrichten die Muskulatur gedehnt und gestärkt.

Eine gute Haltung bewährt sich ab dem ersten Tag der Schwangerschaft. Frauen, die mit einer starken Stützmuskulatur des Rückens bzw. des Rumpfes in die Schwangerschaft starten, leiden nachweislich wesentlich seltener unter Rückenschmerzen als Frauen ohne entsprechendes muskuläres Stützkorsett. Durchbrechen können Sie den Teufelskreis der Rückenschmerzen übrigens mit Bewegung und sinnvollen Rückenübungen.

TIPP *Vor allem korrektes Heben und Tragen schützt Schwangere vor Rückenschmerzen: Wenn Sie etwas vom Boden aufheben wollen, gehen Sie in die Hocke, und nehmen Sie die Last möglichst körpernah hoch. Arbeiten Sie zum Aufstehen mit der Kraft der Beine, und tragen Sie Lasten möglichst symmetrisch. Vermeiden Sie Lasten über fünf Kilogramm.*

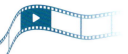

PILATESÜBUNGEN FÜR EINEN GESUNDEN RÜCKEN

www.beobachter.ch/mami_05

Solche Übungen sollten in jedem Trainingsprogramm enthalten sein, egal ob vor, während oder nach der Schwangerschaft. Sie fördern die Sensibilität für den eigenen Rücken und die Wirbelsäule und lassen sich problemlos zu Hause oder im Büro ausführen.

Shoulder Bridge. Beachten Sie den Hinweis zum Vena-Cava-Syndrom auf Seite 26.

Wirkung: Mobilisiert die Wirbelsäule, kräftigt die Gesässmuskeln und Beinbeuger (der langen Rückenmuskeln, die entlang der Wirbelsäule verlaufen), öffnet das Becken, verbessert die Körperwahrnehmung.

———

Spine Stretch. Sehr gute Übung zur Förderung einer geraden Haltung. Auf den wachsenden Bauch Rücksicht nehmen!

Wirkung: Dehnt die Rückenstrecker (Muskeln, die der Aufrichtung, dem Strecken und anderen Bewegungen der Wirbelsäule dienen), kräftigt den unteren Rücken, verbessert die Körperwahrnehmung.

———

Spine Twist

Wirkung: Dehnt und kräftigt die kleinen Muskeln entlang der Wirbelsäule bzw. der Atemhilfsmuskulatur, verbessert die Rippenbeweglichkeit.

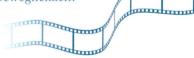

(Keine) Haltung mit dem Handy

Wer möchte gerne stundenlang einen Drittklässler oder drei Bowling-Kugeln auf Nacken und Schultern herumtragen? Genau dies passiert, wenn man am Handy schreibt.

Der Arzt und Wirbelsäulenspezialist Dr. Kenneth Hansraj, Chef des New Yorker Klinikums für Wirbelsäulenchirurgie und Rehabilitation, hat 2014 in einer Modellstudie ermittelt, welche Kräfte auf die Wirbelsäule wirken, wenn man aufs Smartphone oder Tablet schaut. Die Resultate:

Der etwa vier bis sechs Kilogramm schwere Kopf eines Erwachsenen lastet mit rund 13 zusätzlichen Kilo auf der Halswirbelsäule, wenn er um etwa 15 Grad vornübergeneigt ist. Je weiter wir den Kopf neigen, desto stärker wird die Belastung. Beim Schauen aufs Display senkt der Nutzer seinen Kopf nicht um 15, sondern meist um etwa 60 Grad. Kräfte von 27 Kilogramm wirken auf Nacken und Rücken – und das entspricht etwa dem Körpergewicht eines Drittklässlers. Je länger und öfter jemand in dieser Position verweilt, desto eher fallen die Schultern nach vorn, die Halsmuskeln überdehnen, die Brustmuskeln verkürzen sich, und die Wirbelsäule wird belastet. Die Folgen: Verspannungen, Kopfschmerzen, im schlimmsten Fall gar eine frühzeitige Degeneration der Bandscheiben. Dagegen hilft: Bewegung! Und das möglichst gerade Halten des Handys oder Tablets auf Augenhöhe.

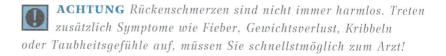 **INFO** *Dieselbe Haltung nehmen Sie meistens ein, wenn Sie lange vor dem Computer arbeiten oder ein Buch lesen. Auch dann helfen Ihnen die folgenden Übungen gegen den Handynacken.*

ACHTUNG *Rückenschmerzen sind nicht immer harmlos. Treten zusätzlich Symptome wie Fieber, Gewichtsverlust, Kribbeln oder Taubheitsgefühle auf, müssen Sie schnellstmöglich zum Arzt!*

 Übungen gegen den Handynacken. Stellen Sie sich mit dem Rücken an eine Wand, lehnen Sie sich ganz gerade an, atmen Sie tief ein und aus und entspannen Sie ganz bewusst die Schultern. Dann heben Sie die Arme in die Horizontale, wie die Flügel eines Flugzeugs, und halten diese Position etwa 30 Sekunden. Dann lassen Sie die Arme wieder fallen. Mehrmals wiederholen.

Verschränken Sie die Hände hinter dem Kopf, legen Sie das Kinn auf die Brust ab, führen Sie die Ellenbogen zusammen, schliessen Sie die Augen und atmen Sie 6- bis 8-mal ein- und aus.

Wirkung: Dehnt die verspannte Nackenmuskulatur.

Gehen wie eine Ente?

In den letzten Wochen der Schwangerschaft bereitet sich das Baby auf die bevorstehende Geburt vor. Es rutscht tiefer. Gleichzeitig gehen die Lendenwirbelsäule und das Becken immer mehr in die Hohlkreuzstellung.

Dadurch wird der Gang etwas breiter und wiegender und fühlt sich vielleicht eher wie derjenige einer watschelnden Ente anstatt wie derjenige einer eleganten Dame an … Achten Sie dennoch auch jetzt auf eine gerade Haltung und versuchen Sie, ein Hohlkreuz zu vermeiden.

Rückenschmerzen vorbeugen: die besten Übungen

Rückenschmerzen treten häufig schon in den ersten Monaten der Schwangerschaft auf. Sie können sich mit zunehmendem Gewicht verstärken und werden in drei Kategorien eingeteilt:

- **Überlastungsschmerz.** Er kommt bei nicht-schwangeren Menschen genauso häufig vor und wird durch zu schwache, zu schnell ermüdende oder zu angespannte Muskeln verursacht, aber auch durch falsche Hebetechniken. Dadurch werden Bänder, Muskeln, Gelenke und Bandscheiben überlastet.
- **Beckenschmerzen.** Die meisten Frauen, die unter Schmerzen im Rückenbereich leiden, haben in Tat und Wahrheit Beckenschmerzen. Sie werden durch die Lockerung des Iliosakralgelenkes (Kreuz-Darmbein-Gelenk) und der Symphyse (Verbindung zweier Knochen durch Faserknorpel) ausgelöst. Die stark belasteten Gebärmutterbänder verstärken den Schmerz.
- **Ischiasbeschwerden.** Spüren Sie stechende Schmerzen, die von der Lende bis ins Bein hinunter ausstrahlen? Zum Glück leiden nur wenige Schwangere darunter. Es handelt sich dabei nicht etwa um einen Bandscheibenvorfall, sondern um eine Wurzelreizung des Ischiasnervs. Dies kann sich durch ein Schwächegefühl oder ein Kribbeln im Bein, aber auch durch Schmerzen, die bis in die Rückseite der Beine ausstrahlen, bemerkbar machen. Ischiasbeschwerden müssen nicht unbedingt mit Rückenschmerzen einhergehen.

TIPP *Atmen Sie möglichst fliessend und harmonisch. Dies ist wichtig, damit Sie und Ihr Kind jederzeit gut mit Sauerstoff versorgt sind. Durch das wachsende Baby wird das Zwerchfell nach oben gedrückt und in seiner Funktion eingeschränkt. Mit einer fliessenden Atmung wird der Bauchraum besser entspannt, und das Zwerchfell hat mehr Platz, um sich zu bewegen.*

Gute Rückenübungen während der Schwangerschaft kräftigen die Rückenmuskulatur und die Bauchmuskeln. Vor allem die untere Rückenmuskulatur wird arg belastet und sollte deshalb gestärkt werden. Durch das ganzheitliche Rumpftraining wird der Bauchraum besser durchblutet und das Baby besser mit Sauerstoff und Nährstoffen versorgt. Bereits zweimaliges Rückentraining pro Woche vermindert das Risiko, an Rückenschmerzen zu leiden!

Beachten Sie für diejenigen Übungen, die in Rückenlage durchgeführt werden, den Hinweis zum Vena-Cava-Syndrom (Seite 26).

Hoch das Knie. Legen Sie sich mit angewinkelten Beinen auf den Rücken, Füsse auf den Boden, kein Hohlkreuz. Legen Sie die Arme locker neben den Körper. Heben Sie nun abwechslungsweise das rechte und das linke Bein vom Boden weg und ziehen Sie es langsam (auf 4 zählen) in Richtung Oberkörper. Halten Sie das Bein jeweils 2 Sekunden lang oben, bevor Sie es langsam (auf 4 zählen) wieder absetzen. 6-bis 9-mal wiederholen.

Wirkung: Training der unteren Rückenmuskulatur.

———

Hoch das Bein. Legen Sie sich auf den Rücken, Beine gestreckt, ziehen Sie den Bauchnabel gedanklich gegen Ihre Wirbelsäule (kein hohles Kreuz), aktivieren Sie Ihren Beckenboden. Arme locker neben dem Körper. Strecken Sie nun Ihre Beine abwechslungsweise mit gestreckten Zehenspitzen langsam nach oben (auf 4 zählen). Kreisen Sie mit dem Fuss zuerst im Uhrzeiger-, dann im Gegenuhrzeigersinn (je 10-mal).

Wirkung: Kräftigung der unteren Rückenmuskulatur.

———

Side Step kniend. Gehen Sie in den Vierfüsslerstand. Halten Sie die Arme schulterbreit, die Beine hüftbreit. Achten Sie darauf, kein Hohlkreuz zu machen und die Schultern stabil zu halten. Führen Sie das linke Bein (gestreckt) neben dem rechten Bein nach rechts, setzen Sie die linke Fussspitze hinter dem rechten Fuss auf. Führen Sie die Übung langsam und korrekt durch, 10-mal wiederholen.

Wirkung: Fördert die Beweglichkeit der Hüfte, stärkt den Rücken.

———

Halbe Kerze. Legen Sie sich auf den Rücken, Beine gestreckt, ziehen Sie den Bauchnabel gedanklich gegen Ihre Wirbelsäule (kein hohles Kreuz), aktivieren Sie Ihren Beckenboden. Arme locker neben dem Körper. Ziehen Sie nun beide Knie zur Brust, lassen Sie sie beidseits leicht zur Seite kippen, drücken Sie die Fersen gegeneinander. Strecken Sie aus dieser Position die Beine langsam gerade nach oben (auf 4 zählen), 2 Sekunden halten, langsam wieder absenken (auf 4 zählen). 6- bis 9-mal wiederholen.

Wirkung: Stärkung des unteren Rückens.

Den Beckenboden stärken

Ein gut trainierter Beckenboden bringt viele Vorteile für die Schwangerschaft und die Geburt. Er sollte gleichzeitig stark und elastisch sein, um den Anforderungen während der Schwangerschaft und Geburt gerecht zu werden. Schliesslich muss der Beckenboden das Baby und sein wachsendes Gewicht tragen können. Gegen Ende der Schwangerschaft wird die Beckenbodenmuskulatur immer weicher.

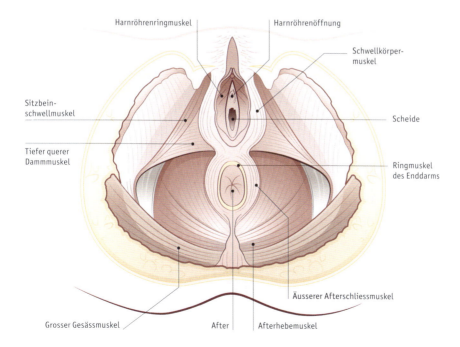

Die Beckenbodenmuskulatur ist eine Muskelgruppe, bestehend aus vielen Muskeln.

Eine gut funktionierende Beckenbodenmuskulatur stabilisiert die inneren Organe, schützt vor ungewolltem Harn- und Stuhlabgang und unterstützt später die Wehentätigkeit. Denn je besser Sie Ihren Beckenboden spüren, umso besser können Sie ihn während der Geburt aktiv anspannen und entspannen. Während der Geburt wird die Beckenbodenmuskulatur durch das Hormon Relaxin zur Dehnung und Entspannung gebracht.

So spüren Sie den Beckenboden

Um den Beckenboden kennenzulernen und zu aktivieren, ist es wichtig, ihn in einem ersten Schritt überhaupt wahrzunehmen. In einem zweiten Schritt erlernen Sie die Zwerchfellatmung. Danach erst beginnen Sie mit den Beckenbodenübungen.

Wahrnehmungsübung für den Beckenboden. Spannen Sie die Beckenbodenmuskulatur beim Ausatmen an, beim Einatmen lassen Sie sie locker. Legen Sie sich auf den Rücken (beachten Sie den Hinweis zum Vena-cava-Syndrom auf Seite 26), die Beine leicht angewinkelt und aufgestellt. Sie können auch ein zusammengerolltes Frotteetuch unter Ihre Knie legen. Fassen Sie mit den Händen zu Ihren Sitzbeinhöckern, spüren Sie sie, versuchen Sie, sich vorzustellen, dass Sie beide Sitzbeinhöcker etwas näher zueinander schieben. Lassen Sie dabei die Gesässmuskulatur locker. Nun stellen Sie sich vor, dass Sie mit den entsprechenden Muskeln das Schambein und das Steissbein zueinander ziehen. Kombinieren Sie anschliessend diese beiden Bewegungen. Neigen Sie das Becken nach vorn (Beckenkippung), bis ein leichtes Hohlkreuz entsteht. Dabei entfernen sich die Sitzbeinhöcker voneinander und der Beckenboden weitet sich. Atmen Sie bei der Beckenkippung ein. Neigen Sie danach das Becken nach hinten (Beckenaufrichtung). Dabei gleicht sich das Hohlkreuz wieder aus. Gleichzeitig nähern sich die Sitzbeinhöcker einander wieder an, der Beckenboden zieht sich zusammen.

Falls Sie mit dieser Übung Schwierigkeiten haben, probieren Sie die folgende **Wahrnehmungsübung** aus: Legen Sie ein zusammengerolltes Frotteetuch längs auf einen Stuhl mit einer festen Sitzfläche, setzen Sie sich darauf. Stellen Sie sich nun vor, das Frotteetuch mit der Beckenbodenmuskulatur nach oben bis zur Gebärmutter zu ziehen, die Gesässmuskulatur bleibt entspannt.

TIPP *Stellen Sie sich vor…*

*… der Beckenboden sei eine elastische Brücke zwischen den
Rücken- und den Bauchmuskeln und zwischen dem Steissbein
und dem Schambein,*
*… der Beckenboden sei ein Trampolin, das bei Belastungen wie
Husten gegen oben federt.*

Schaffen Sie es nicht, mit den einzelnen Beckenbodenmuskeln in Kontakt
zu kommen? Suchen Sie eine Fachperson, die Sie instruieren kann.

Zwerchfellatmung

Um den Beckenboden wahrnehmen und trainieren zu können, hilft Ihnen die richtige
Atemtechnik. Sie wird Zwerchfell- oder Bauchatmung genannt. Der Beckenboden und das
Zwerchfell arbeiten eng zusammen, wenn sie sich gleichzeitig heben und senken. Deshalb
lässt sich die Zwerchfellatmung einsetzen, wenn gleichzeitig der Beckenboden angespannt
werden soll. Der Beckenboden und die Bauchmuskeln unterstützen zudem aktiv die Ausatmung, vor allem beim Sprechen und Singen. Deshalb unterstützt es den Beckenboden auch, wenn Sie gleichzeitig zu körperlichen Anstrengungen wie Heben, Tragen oder Hüpfen ausatmen. Gleichzeitiges Einatmen dagegen würde die Spannung des Beckenbodens beeinträchtigen.

> **BUCHTIPP**
> Delia Schreiber: **Bewusst freier
> atmen.** Alte Atemmuster heilsam
> verändern. Beobachter-Edition.
> Zürich 2019

   Vielleicht atmen Sie allgemein viel zu flach. Dann lohnt es sich, die
Zwerchfell- oder Bauchatmung zu erlernen. Sie hilft Ihnen, sich entspannen
zu können, und versorgt den Körper besser mit Sauerstoff. Die
Zwerchfellatmung hilft Ihnen auch gegen Geburtsschmerzen, wenn ein
Asthmaanfall im Anzug ist und gegen Ängste.

Zwerchfell- oder Bauchatmung. Legen Sie sich hin und winkeln Sie
die Beine etwas an, sodass die Füsse flach auf dem Boden stehen. Vielleicht
hilft es Ihnen, ein zusammengerolltes Frotteetuch unter die Knie zu
legen. Legen Sie die Hände locker auf den Bauch, spüren Sie damit den
Atembewegungen nach. Atmen Sie nun so, dass sich Ihr Bauch unter Ihren

Händen beim tiefen Einatmen nach oben wölbt und beim Ausatmen wieder flacher wird. Atmen Sie 2 bis 3 Minuten so tief ein und aus und spüren Sie, wie sich das Atmen anfühlt.

Wirkung: Verbessert die Atmung, entspannt, hilft Ihnen, den Beckenboden besser wahrzunehmen.

 TIPP *Gehören Sie zu denjenigen Menschen, die oft den Bauch einziehen? So können Sie keine Zwerchfellatmung ausführen. Lassen Sie den Bauch locker, wenn Sie diese Form der Atmung üben bzw. anwenden wollen.*

Die besten Beckenbodenübungen

Der Beckenboden kann wie jeder andere Muskel gekräftigt werden und verliert an Kraft, sobald er nicht mehr trainiert wird. Trainieren Sie etwa ab der zwölften Schwangerschaftswoche täglich zehn Minuten. Sie werden erste Erfolge erst etwa drei Monate später spüren. Bleiben Sie dennoch am Ball – ein gut trainierter Beckenboden wird Ihnen wunderbar über die kommenden Monate helfen.

 Squats. Stellen Sie sich gerade hin, Füsse etwas breiter als schulterbreit. Halten Sie den Kopf gerade und den Rücken gestreckt. Stellen Sie sich vor, dass Sie den Bauchnabel an die Wirbelsäule knipsen. Beugen Sie nun die Beine wie beim Skifahren (Kniebeuge). Dabei neigen Sie den Oberkörper leicht nach vorne und schieben das Gesäss nach hinten. Atmen Sie dazu ein, spannen Sie die Beckenbodenmuskulatur an. Die Knie dürfen nicht gegen innen gerichtet werden, sondern bleiben parallel zu den Füssen. Zählen Sie beim Heruntergehen auf 4. Wenn sich die Oberschenkel parallel zum Boden befinden, halten Sie diese Position 2 Sekunden lang. Danach richten Sie sich langsam (auf 4 zählen) wieder auf, während Sie ausatmen. 6- bis 9-mal langsam und sauber ausgeführt wiederholen.

Wirkung: Trainiert die vordere Oberschenkelmuskulatur, das Gesäss, den Beckenboden, die Wadenmuskulatur und die Rückenstrecker.

Schneidersitz. Setzen Sie sich mit geradem Rücken im Schneidersitz hin, jedoch so, dass sich Ihre Fusssohlen berühren. Ziehen Sie die Füsse mit den Händen zu sich heran. Die Knie zeigen nach aussen, der Rücken bleibt gerade. Halten Sie diese Position 3-mal 30 Sekunden lang.

Wirkung: Verbessert die Durchblutung.

———

Cat Cow. Diese Übung finden Sie als Video unter www.beobachter.ch/mami_11 (Seite 170).

Wirkung: Verbessert die Körperwahrnehmung sowie die Beweglichkeit des Rückens und ist ganz nebenbei auch ein Beckenbodentraining.

———

Balancing Table. Gehen Sie in den Vierfüsslerstand, Beine hüftbreit. Heben Sie gleichzeitig das linke Bein und den rechten Arm nach oben, bis Sie sich auf einer Linie befinden. Schauen Sie dazu geradeaus.

Wirkung: Stärkt die tiefer liegenden Beckenbodenmuskeln.

———

Shoulder Bridge. Diese Übung finden Sie als Video unter www.beobachter.ch/mami_05 (Seite 53).

Wirkung: Öffnet das Becken.

———

Krieger des Lichts II. Machen Sie einen grossen Ausfallschritt nach vorne, drehen Sie den hinteren Fuss nach aussen. Der vordere Fuss zeigt gerade nach vorn, das Knie ist gebeugt. Heben Sie beim Einatmen die Arme, einen nach vorne, einen nach hinten, bis auf Schulterhöhe hoch, so dass sie parallel zum Boden sind. Die Handflächen sind gegen den Boden gerichtet. Blicken Sie geradeaus über die vordere Hand. Atmen Sie aus. 1 Minute halten, danach wechseln Sie die Seite.

Wirkung: Kräftigt die gesamte Beckenbodenmuskulatur.

———

Stellung des Kindes. Diese Übung finden Sie auf Seite 106 beschrieben.

Die schnellsten Beckenbodenübungen für den Alltag

Am wirksamsten ist es, den Beckenboden täglich mehrmals zu trainieren. Das geht ganz nebenbei, wie die folgenden Tipps zeigen.

Was bedeutet Tick-Tack?

Tick bedeutet, dass Sie den Beckenboden anspannen, Tack bedeutet, ihn wieder zu entspannen. Machen Sie dies immer wieder schnell hintereinander. Es ist aber genauso sinnvoll, immer wieder die maximale Anspannung des Beckenbodens zu trainieren. Dabei spannen Sie das Becken so stark an wie möglich und zählen, wie viele Sekunden Sie die Spannung halten können. Danach gut entspannen, Atmen nicht vergessen.

Das Tick-Tack sowie die maximale Anspannung können überall geübt werden: in der Schlange an der Kasse, beim Warten an der Ampel oder an der Bushaltestelle, beim Zähneputzen usw. Sie werden merken, wie sich die maximale Anspannungszeit langsam steigert, wenn Sie die Übung regelmässig anwenden.

 TIPP Egal was Sie gerade tun: Spannen Sie den Beckenboden an und halten Sie die Spannung, solange Sie können. Beim Bügeln, beim Wäscheaufhängen, beim Zähneputzen. So gibt es keinen einzigen Tag mehr ohne selbstverständliches Beckenbodentraining.

Heben, Husten Niesen – beckenbodengerecht

Spannen Sie immer zuerst den Beckenboden an, bevor Sie etwas hochheben. Also: Bücken Sie sich, atmen Sie aus, spannen Sie den Beckenboden an und heben Sie die Last an. Dann erst hochkommen. Sagen Sie dazu die Worte «Hauruck», «Zack» oder «Eff», das wirkt unterstützend.

Beim Husten oder Niesen hilft es, den Bauch leicht einzuziehen und den Rumpf mit dem Kopf zusammen zu drehen und nach hinten zu niesen oder zu husten. Das schont den Beckenboden.

 Einfache Sitzübung (Stuhl, Bus). Setzen Sie sich ganz vorne auf die Stuhlkante, nehmen Sie bewusst Ihre Sitzbeinhöcker wahr. Ziehen Sie diese langsam zueinander, halten Sie die Spannung zwei Sekunden, lassen Sie langsam los. Wiederholen Sie die Übung immer wieder.

Die optimale Ernährung

Viele Frauen befassen sich erst so richtig mit gesunder Ernährung, wenn sie schwanger sind. Jetzt geht es ja nicht mehr nur um die eigene Gesundheit, sondern auch um diejenige des Babys. Ausserdem ist es vielleicht nicht ganz einfach, damit klarzukommen, dass Sie jetzt an Gewicht zulegen, die Taille verlieren und zunehmend anders aussehen.

Ab Stunde null wächst Ihr Baby unglaublich schnell; in gewissen Schwangerschaftswochen verdoppelt es sogar seine Grösse. Damit es so rasch zulegen und gleichzeitig Organe und Gewebe bilden kann, müssen alle notwendigen Nährstoffe vorhanden sein. Dafür ist das Baby auf Sie angewiesen: Es nimmt sich für seine Entwicklung aus Ihrem Blut, was es braucht. Notfalls sogar aus Ihren Nährstoffspeichern, das Kalzium zum Beispiel aus Ihren Knochen oder Zähnen.

Was Sie jetzt brauchen

Schwangere brauchen rund ein Drittel mehr Kalzium, fast doppelt so viel Vitamin B_6, doppelt so viel Eisen und Vitamin D, mehr als das Doppelte Folsäure. Und auch mehr von allen anderen Vitaminen und Mineralstoffen. Damit es Ihnen und Ihrem Baby gut geht, sollten Sie jetzt Lebensmittel mit einer möglichst hohen Nährstoffdichte auswählen – das heisst solche, die neben Kalorien auch Vitamine und Mineralstoffe liefern. Also lieber eine Handvoll Dörrfrüchte oder einen Apfel als ein Weggli!

Folsäure für einen gesunden Rücken

Haben Sie sich schon einmal gefragt, warum die Schwangere im Märchen «Rapunzel» solche Lust auf «Rapunzelsalat», auch Feld- oder Nüsslisalat genannt, hatte? Wahrscheinlich litt sie unter einem Folsäuremangel, denn in diesem Salat ist besonders viel des wasserlöslichen Vitamins enthalten. Folsäure ist während der Schwangerschaft von grösster Bedeutung; sie spielt eine wichtige Rolle im Eiweissstoffwechsel und kommt überall da zum Zug, wo es um Wachstum und die Entwicklung von Organen geht. Für die Neubildung und Teilung von Zellen ist das Vitamin absolut unerlässlich. Ausserdem ist es zusammen mit Vitamin B₁₂ an der Bildung der roten Blutkörperchen im Knochenmark beteiligt. Frisches Blattgemüse, Kopfsalat, Fenchel, Tomaten und Rettich, aber auch Nüsse, Eigelb, Vollkornprodukte, Quark, Käse und Hefe sind gute Lieferanten.

INFO *Folsäure ist extrem empfindlich und wird durch Licht, Hitze oder Sauerstoff zerstört. Wenn Gemüse zwei Tage lang bei Zimmertemperatur gelagert worden ist, sind bereits zwei Drittel der Folsäure abgebaut.*

Während der Schwangerschaft braucht die werdende Mutter doppelt so viel Folsäure wie normal, damit sich die Plazenta richtig aufbauen kann. Das Kind wiederum braucht sie für sein Wachstum. Wissenschaftliche Studien haben gezeigt, dass bei Schwangeren mit einem Folsäuremangel öfter Fehlgeburten auftreten, dass die Babys häufiger missgebildet sind, zu früh auf die Welt kommen und an Neuralrohrdefekten leiden (offener Rücken, Spina bifida). Das Neuralrohr schliesst sich bereits zwischen dem 15. und dem 28. Tag nach der Zeugung des Babys – zu einem Zeitpunkt also, da die werdende Mutter noch kaum etwas von ihrem Glück weiss. Dies ist der Grund für die vorsorgliche Gabe eines Folsäurepräparates (ein Milligramm pro Tag) an alle Frauen, die schwanger werden möchten.

So sichern Sie die Folsäureversorgung – nicht nur während der Schwangerschaft:

- Kaufen Sie Salate und Gemüse möglichst frisch und saisongerecht ein, am besten direkt beim Bauern oder auf dem Markt. Im Winter zum Beispiel liefert frischer Nüsslisalat grosse Mengen an Folsäure.
- Vermeiden Sie lange Lagerzeiten, wässern Sie Salate und Gemüse nicht. Kurzes Spülen reicht meistens aus und schont die Vitamine.
- Da Hitze das Vitamin zerstört, sollten Sie häufig rohes Gemüse und Salat essen.
- Vermeiden Sie zu lange Gar- und Warmhaltezeiten, das Wiederaufwärmen von Lebensmitteln zerstört besonders viel Folsäure.
- Kurzes Dünsten schont das Vitamin am besten.
- Knabbern Sie Nüsse und Kerne, auch sie enthalten reichlich Folsäure.

Eisen fürs Blut

Eisen ist ein wichtiger Bestandteil des Hämoglobins (des Blutfarbstoffs), das den eingeatmeten Sauerstoff in alle Organe und ins Gehirn transportiert. Der Bedarf ist während der Schwangerschaft erhöht, daher besteht jetzt häufig ein Mangel. Er äussert sich in Form von Müdigkeit, Konzentrationsstörungen, Kopfschmerzen, depressiven Verstimmungen usw. Der Arzt sollte also regelmässig den Eisenstatus überprüfen (Hämoglobin, Ferritin = Eisenspeicher) und einen Mangel gegebenenfalls behandelt.

> **TIPP** *Pflanzliches Eisen wird schlechter aufgenommen als tierisches. Gute Eisenquellen sind rotes Fleisch und Eigelb. Kombinieren Sie eisenreiche pflanzliche Lebensmittel mit Vitamin C (z. B. Peperoni, Zitronensaft). Auch Zwiebeln und Knoblauch verbessern die Aufnahme. Legen Sie zwischen dem Konsum von eisenreichen Lebensmitteln und Kaffee oder Schwarztee eine Pause von mindestens einer Stunde ein.*

Jod für die Intelligenz

Ihre Schilddrüse benötigt für die Hormonproduktion Jod. Die Jodvorräte in Ihrem Körper sind allerdings begrenzt und müssen regelmässig über die Nahrung aufgestockt werden. Lachs und andere Meerfische, aber auch Algen sind gute Jodlieferanten. Diese gehören in der Schweiz nicht zum täglichen Menüplan. Zudem schwankt der Jodgehalt in Lebensmitteln stark (abhängig von der Bodenbeschaffenheit, dem Wasser, dem Tierfutter). Die Schweiz gilt als Jodmangelgebiet.

Weil schwangere Frauen in den ersten Wochen die Hormone für das Kind mitproduzieren und daher doppelt so viel Jod benötigen, kann bei ihnen eher ein Mangel auftreten. Später ist auch die Schilddrüse des Ungeborenen auf die Jodzufuhr über die Mutter angewiesen. Die werdende Mutter selbst spürt übrigens lange Zeit nichts von einer Unterversorgung. Erst bei einem starken Mangel kommt es vermehrt zu Müdigkeit oder einer Gewichtszunahme und noch später zur Ausbildung eines Kropfs.

Für die Gehirnentwicklung des Ungeborenen spielt Jod eine zentrale Rolle, deshalb gilt es, einem Mangel vorzubeugen. In der Schweiz wurde aus diesem Grund bereits 1922 das jodierte Speisesalz eingeführt. Ein Bluttest bei der Gynäkologin gibt Sicherheit. Ist das Steuerhormon TSH im Blut erhöht, zeigt dies einen Jodmangel an, den die Ärztin behandeln kann.

TIPP *Würzen Sie mit jodiertem Salz anstatt mit Meersalz, Himalayasalz und ähnlichem. Essen Sie ein- bis zweimal pro Woche gut durchgegarten Bio-Lachs, Scholle, Dorsch, Seezunge, Barsch oder Schellfisch. Algen eignen sich jetzt nicht als Jodquelle, da sie zu viel Vitamin A enthalten können (siehe neb); im Übermass schadet dieses dem Baby. Auch Käse enthält Jod. Pflanzliche Lebensmittel, die ein bisschen Jod liefern, sind Kiwi, Champignons, Brokkoli, Karotten, Erd- und Cashewnüsse.*

Kalzium für starke Knochen

Ein Kalziummangel macht sich während der Schwangerschaft nicht akut bemerkbar, geht aber an Ihre Knochensubstanz. Sehr kalziumreich ist Hartkäse. Aber auch Nüsse, Brokkoli und grüne Bohnen helfen mit, das Skelett Ihres Babys zu bilden. Wer keine Milch mag oder sie nicht verträgt, sollte zumindest ein kalziumreiches Mineralwasser trinken, also eines, das über 1000 mg/Liter enthält.

TIPP Der tägliche Bedarf an Kalzium beträgt jetzt rund 1000 Milligramm. Jede der folgenden Portionen deckt etwa einen Viertel des täglichen Bedarfs ab; essen oder trinken Sie also vier solche Portionen pro Tag: zwei Deziliter Milch oder 180 Gramm Joghurt oder 20 Gramm Hartkäse oder 40 Gramm Weichkäse oder 200 Gramm Quark oder 250 Gramm Brokkoli oder zwei Liter kalziumreiches Mineralwasser.

Trinken für zwei

Ab der fünften Schwangerschaftswoche steigt das Blutvolumen an. Zudem haben die Nieren eine grössere Filterarbeit zu leisten, da zu Ihren eigenen Abfallstoffen diejenigen des wachsenden Kindes hinzukommen. Trinken Sie deshalb jetzt mehr, etwa zwei Liter pro Tag. Ideal sind ungesüsste bzw. ungezuckerte Getränke wie Wasser, Tee, im Verhältnis 1:3 oder noch stärker verdünnte Fruchtsäfte. Fencheltee kann Blähungen lindern, Kamillentee beugt Pilzinfektionen vor, Roiboostee ist eine gute Alternative zum anregenden Schwarztee.

TIPP Hebammen empfehlen etwa ab der 34. Schwangerschaftswoche einen speziellen Schwangerschaftstee, eine Mischung aus Brennnesseln, Frauenmantel, Himbeer- und Melissenblättern, Johanniskraut, Schafgarben- und Zinnkraut, die Sie sich in der Drogerie oder Apotheke zusammenstellen lassen können. Davon können Sie zur positiven Unterstützung der Schwangerschaft und Geburt täglich zwei Tassen trinken.

Gesund durch die Schwangerschaft

Es gibt Lebensmittel und Getränke, die jetzt nicht ganz unbedenklich sind. Sie könnten zum Beispiel mit Schwermetallen belastet sein oder Krankheitserreger wie Bakterien und Parasiten übertragen, die ausserhalb der Schwangerschaft meistens unproblematisch sind, jetzt aber Schaden anrichten können. Am besten verzichten Sie während der Schwangerschaft möglichst ganz darauf oder schränken den Konsum stark ein.

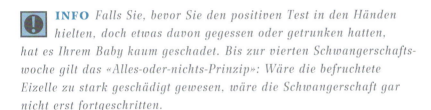 **INFO** *Falls Sie, bevor Sie den positiven Test in den Händen hielten, doch etwas davon gegessen oder getrunken hatten, hat es Ihrem Baby kaum geschadet. Bis zur vierten Schwangerschaftswoche gilt das «Alles-oder-nichts-Prinzip»: Wäre die befruchtete Eizelle zu stark geschädigt gewesen, wäre die Schwangerschaft gar nicht erst fortgeschritten.*

Diese Lebensmittel besser nicht ...

Verzichten Sie während der Schwangerschaft auf die folgenden Lebensmittel und Getränke oder schränken Sie zumindest deren Konsum ein:

- **Meerfische** wie Hai, Seeteufel, Heilbutt, Aal, Hecht, Thunfisch, Schwertfisch oder Merlin. Diese Fischsorten können natürlich auftretendes Quecksilber enthalten. Deshalb in kleinen Mengen geniessen oder bis nach der Stillzeit darauf verzichten.
- **Innereien** wie Leber und daraus hergestellte Produkte wie Foie gras oder Leberpain können Retinol enthalten (tierisches Vitamin A), das in grossen Mengen als missbildungsfördernd gilt (es schädigt Hornhaut und Leber des Ungeborenen). Zudem sind diese Lebensmittel oft mit Schwermetallen belastet.
- **Tonic Water und Bitterlimonaden** enthalten Chinin, das Wehen auslösen kann und früher gar als Abtreibungsmittel eingesetzt wurde.

- Mit **Kaffee** und anderen anregenden Getränken (Schwarztee, Cola, Energydrinks) sollten Sie vorsichtig sein. Schwangere Frauen sollten nicht mehr als zwei bis drei Tassen Kaffee pro Tag geniessen, da Koffein das Risiko für Fehl- und Frühgeburten, aber auch für ein niedrigeres Geburtsgewicht des Babys erhöhen kann.
- Die Datenlage zum Konsum von **Alkohol** ist recht eindeutig: Es gibt keine als sicher geltende Alkoholmenge. Das heisst, dass Sie am besten ganz auf Alkohol verzichten. Rund eins von 220 Babys wird mit einem fetalen Alkoholsyndrom FAS (vorgeburtlich entstandene Schädigungen des Babys durch Alkoholkonsum während der Schwangerschaft) geboren. Die Dunkelziffer alkoholgeschädigter Kinder ist wohl viel höher, da die Schäden beim Neugeborenen (z. B. Verhaltensauffälligkeiten, Anomalien im Gesicht) oft kaum oder erst viel später erkennbar sind.

ACHTUNG *Viele mit Alkohol gekochte Gerichte haben es in sich. Ein Coq au vin etwa enthält noch 45 Prozent des Alkohols des verwendeten Weins, vor allem, wenn das Gericht mit geschlossenem Deckel gekocht wurde. Besser: eine Flasche Wein auf etwa einen Deziliter einkochen, in Eiswürfelform gefrieren und den Saucen beigeben.*

Kleiner Aufwand, grosser Schutz

Zwei Krankheiten im Zusammenhang mit Lebensmitteln, die Listeriose und die Toxoplasmose, können während der Schwangerschaft gefährlich sein. Es ist zum Glück einfach, sich davor zu schützen.

Listerien. Diese Bakterien sind bei allen Nutztieren weitverbreitet. Durch Gülle oder Mist gelangen sie auf die Felder und via Pflanzen, rohes Fleisch, rohen Fisch, Rohmilch oder Rohmilchkäse auf den Teller. Das Immunsystem gesunder Erwachsener kommt mit einer gewissen Anzahl Listerien meistens klar, es gibt keine sichtbare Erkrankung. Eine Infektion während der frühen Schwangerschaft führt zum Abort, später zur Frühgeburt mit Anzeichen einer Hirnhautentzündung. So beugen Sie vor:

- Vermeiden Sie Rohmilch und Rohmilchprodukte, z. B. Weissschimmelkäse aus unpasteurisierter oder unthermisierter Milch wie Brie, Camembert etc. und schneiden Sie beim Käse die Rinde ab. Hartkäse wie Greyerzer ist unbedenklich, ebenso Käse aus thermisierter oder pasteurisierter Milch. Aber auch da gilt: Rinde besser entfernen. Erhitzter Käse (Gorgonzola-Pastasauce) ist unbedenklich!

- Verzichten Sie auf Speisen mit rohen Eiern (Tiramisù etc.). In Restaurants und Bäckereien wird übrigens meistens mit pasteurisierten, also erhitzten Eiern gearbeitet. Fragen Sie nach, denn damit sind Sie auf der sicheren Seite.
- Essen Sie Fleisch und Fisch nur gut durchgebraten oder gegart (auch Rauchlachs ist übrigens roh).
- Waschen und schälen Sie Salat, Gemüse und Fallobst von mit Jauche behandelten Feldern sorgfältig. Spülen Sie Beutelsalate im Salatsieb nochmals ab, bevor Sie sie essen.

Toxoplasmose. Der Erreger Toxoplasmosa gondii wird durch Katzenkot, unsauberes Gemüse, aber auch über rohe Fleischwaren übertragen. Eine Toxoplasmose verläuft meist ohne Symptome oder wie eine leichte Grippe. Nach einer Infektion besteht lebenslange Immunität. Ein Bluttest Anfang Schwangerschaft gibt Auskunft darüber, ob Toxoplasmose für Sie ein Risiko darstellt oder nicht. Sind Sie toxoplasmosepositiv, müssen Sie keine besonderen Massnahmen ergreifen.

Infiziert sich eine toxoplasmosenegative werdende Mutter im ersten Drittel der Schwangerschaft, kommt es in 15 Prozent der Fälle zu einer Ansteckung des Fötus, was zu einem Wasserkopf, zu Zentralnervensystem- und Organschäden führen kann. Gegen Ende der Schwangerschaft erfolgt viel häufiger ein Übertritt der Infektion durch die Plazenta, das Baby trägt meistens Entwicklungsstörungen davon. Nach Schätzungen ist jede 440. Fehlgeburt bzw. Frühgeburt bzw. Missbildung auf Toxoplasmose zurückzuführen.

Sofern Sie keine Antikörper gegen Toxoplasmose haben, schalten Sie das Risiko einer Infektion so aus:

- Meiden Sie rohe und halbrohe Fleischwaren, Fische und Meeresfrüchte. Dazu gehören neben Tartar und blutigem Fleisch auch Salami, Bündnerfleisch, Rohschinken, Mostbröckli, Rohessspeck und Landjäger. Sobald aber etwa Salami auf einer Pizza erhitzt wird, ist er unbedenklich. Unbedenklich ist auch gut durchgegartes Fleisch sowie Fleischkäse, gekochter Schinken und Cervelat.
- Waschen Sie nach dem Hantieren mit rohem Fleisch gründlich die Hände.

- Waschen Sie Freilandgemüse und -salat sorgfältig.
- Tragen Sie zur Gartenarbeit Handschuhe.
- Überlassen Sie das Säubern der Katzentoilette oder des Vogelkäfigs jemand anderem.

Spezialfall vegane Ernährung

Vegane Ernährung stellt nicht zwingend ein Risiko dar – vorausgesetzt, man befasst sich eingehend damit und supplementiert gewisse Nährstoffe wie Vitamin B_{12}. Heikel ist die Versorgung mit Proteinen, Kalzium, Eisen und Zink. Orientieren Sie sich am Atlas pflanzlicher Lebensmittel auf der folgenden Doppelseite. Eine kleine Anleitung für tierfreie Genusstage:

- Kaufen Sie regional und saisonal ein. Grüne Kokosnüsse oder Palmöl etwa sind nicht ökologisch!
- Essen Sie möglichst farbig und abwechslungsreich.
- Wählen Sie möglichst naturbelassene Lebensmittel. Mit jedem Verarbeitungsschritt werden Vitamine und andere Inhaltsstoffe abgebaut.
- Die Fette gelten heute als unproblematisch, ein hoher Kohlenhydratanteil in der Ernährung ist dagegen nicht optimal, ausser Sie treiben viel Sport. Verzichten Sie auf Lebensmittel mit Weissmehl und viel Zucker.

- Kombinieren Sie Nüsse/Kerne/Samen mit Getreide und/oder mit Hülsenfrüchten, damit die Proteinversorgung besser ist (z. B. Kichererbsen mit Leinsamen, Mais mit Bohnen). Sie finden Rezepte unter www.beobachter.ch/download.
- Normalerweise brauchen Sie etwa 0,6 Gramm Protein pro Kilogramm Körpergewicht. Weil pflanzliche Proteine eher schlechter aufgenommen werden, brauchen Sie bei rein pflanzlicher Ernährung etwa 1,4 Gramm Protein pro Kilo Körpergewicht. Essen Sie also mehr proteinreiche pflanzliche Lebensmittel (siehe Tabelle Seite 72/73). Rechnen Sie Ihren persönlichen Tagesbedarf einmal aus und vergleichen Sie mit den Lebensmitteln, die Sie an einem Tag essen. So bekommen Sie ein Gefühl für die richtige Proteinmenge.
- Kombinieren Sie eisen- und zinkreiche Lebensmittel mit Vitamin C (z. B. Peperoni, Zitronensaft). Auch Zwiebeln und Knoblauch verbessern die Aufnahme.
- Verzichten Sie auf Kaffee und Schwarztee zusammen mit eisen- und zinkreichen Lebensmitteln oder legen Sie dazwischen eine Pause von mindestens einer Stunde ein.

■ Die natürlich vorkommende Phytinsäure in Getreide, Pseudogetreide wie Amarant oder Quinoa oder in Nüssen bindet Mineralstoffe, die dann nicht mehr aufgenommen werden können. Sie wird abgebaut, wenn ein Brotteig lange aufgeht (fermentiert), was bei echten Sauerteigbroten der Fall ist. Auch das Einweichen und Keimen verringert den Phytingehalt.

■ Viel Kalzium, das gut vom Körper aufgenommen werden kann, liefert ein kalziumreiches Mineralwasser.

Sportriegel mit caramelisierten Kichererbsen und Aprikosen: www.beobachter.ch/download.

INFO *Die vegetarische Ernährung mit Milch und Milchprodukten sowie mit Eiern ist auch in der Schwangerschaft kein Problem, führt also nicht zu Mangelerscheinungen.*

Gewicht und Gesundheit

Im Schnitt nehmen Schwangere elf bis zwölf Kilo zu. 15 oder 16 Kilo wären gerade noch in Ordnung. Mehr als 40 Prozent der Frauen, die vor der Schwangerschaft normalgewichtig sind, nehmen mehr zu als empfohlen. Bei den ohnehin übergewichtigen und adipösen Frauen sind es fast 60 Prozent, die über das empfohlene Mass hinaus zulegen.

Wenn Sie zu viel zunehmen, kann dies sowohl Ihnen als auch Ihrem Baby schaden. Tatsächlich haben übergewichtige Frauen ein doppelt so hohes Risiko, einen Schwangerschaftsdiabetes zu entwickeln; aber auch Präeklampsie (eine Form der Schwangerschaftsvergiftung), Ödeme und hoher Blutdruck kommen öfter vor. Auch Rückenbeschwerden oder Venenprobleme treten häufiger auf.

ACHTUNG *Eine starke Gewichtszunahme kann auf Probleme wie zum Beispiel starke Wassereinlagerungen oder sogar eine Schwangerschaftsvergiftung (Gestose) hindeuten. Wenn Sie eine aussergewöhnliche Gewichtszunahme bemerken oder aber Gewicht verlieren, kontaktieren Sie unverzüglich Ihren Arzt.*

ATLAS DER PFLANZLICHEN ERNÄHRUNG

Es ist gar nicht schwer, öfters mal auf Fleisch, Milchprodukte und Eier zu verzichten. Wir stellen hier eine Auswahl pflanzlicher Lebensmittel vor, die besonders reich an wichtigen Nährstoffen sind.

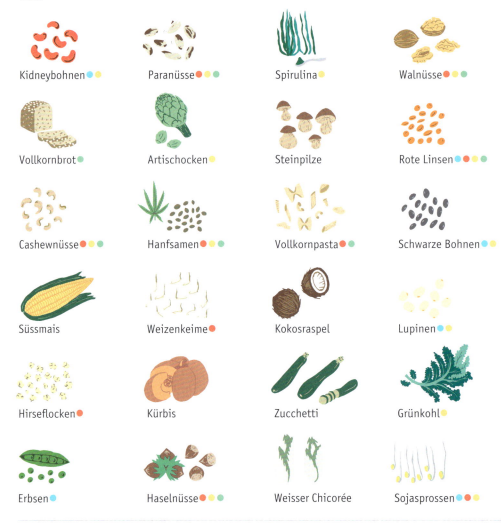

Kidneybohnen ●●

Paranüsse ●●●

Spirulina ●

Walnüsse ●●●

Vollkornbrot ●

Artischocken ●

Steinpilze

Rote Linsen ●●●●

Cashewnüsse ●●●

Hanfsamen ●●●

Vollkornpasta ●●

Schwarze Bohnen ●●

Süssmais

Weizenkeime ●

Kokosraspel

Lupinen ●●

Hirseflocken ●

Kürbis

Zucchetti

Grünkohl ●

Erbsen ●

Haselnüsse ●●●

Weisser Chicorée

Sojasprossen ●●●

● **Proteine** versorgen den Körper mit den essenziellen, sprich lebensnotwendigen Aminosäuren. Sie sind Baustoffe für Enzyme, Gewebe und Organe, fürs Immunsystem und Blutgerinnungssystem. Am besten kombinieren Sie verschiedene pflanzliche Proteine.

● **Eisen** ist ein wichtiger Bestandteil des Hämoglobins (des Blutfarbstoffs). Dieses transportiert den eingeatmeten Sauerstoff in alle Organe. Vitamin C verbessert, Kaffee und Schwarztee verschlechtern die Eisenaufnahme.

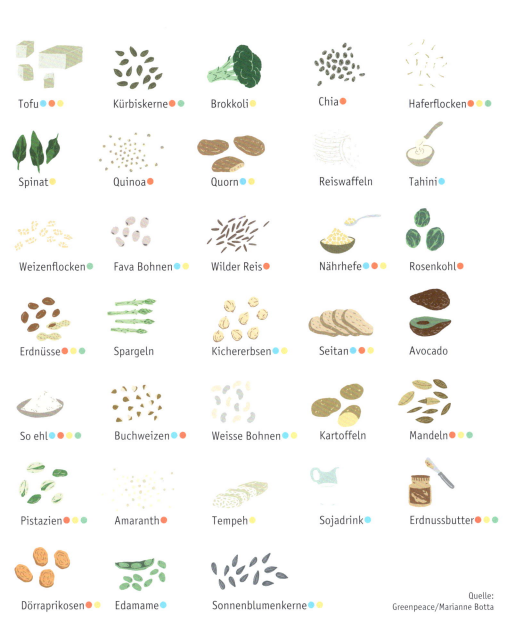

Tofu ●●●
Kürbiskerne ●●
Brokkoli ●
Chia ●
Haferflocken ●●●

Spinat ●
Quinoa ●
Quorn ●●
Reiswaffeln
Tahini ●

Weizenflocken ●
Fava Bohnen ●●
Wilder Reis ●
Nährhefe ●●●
Rosenkohl ●

Erdnüsse ●●●
Spargeln
Kichererbsen ●●
Seitan ●●●
Avocado

So ehl ●●●●
Buchweizen ●●
Weisse Bohnen ●●
Kartoffeln
Mandeln ●●●

Pistazien ●●●
Amaranth ●
Tempeh ●
Sojadrink ●
Erdnussbutter ●●●

Dörraprikosen ●●
Edamame ●
Sonnenblumenkerne ●●

Quelle:
Greenpeace/Marianne Botta

● **Kalzium** ist ein lebenswichtiger Mineralstoff. Es spielt für viele Körperfunktionen eine entscheidende Rolle: Kalzium ist wesentlicher Bestandteil von Knochen und Zähnen und ebenfalls relevant für die Nerven und die Muskelfunktionen.

● **Zink** ist an zahlreichen Prozessen im Körper beteiligt. Bei einem Zinkmangel leiden die Haut, die Nägel und die Haare, das Immunsystem, die Hormonproduktion und die Fruchtbarkeit. Am besten bauen Sie Hülsenfrüchte, Vollkorngetreide wie Hafer, Soja-Produkte, Samen und Nüsse täglich in den Speiseplan ein.

Auch für das Kind ist eine starke Gewichtszunahme der Mutter ungünstig. Startet sie bereits übergewichtig in die Schwangerschaft oder nimmt sie während der Schwangerschaft stark zu (20 bis 30 Kilo), erhöht sich das Risiko, dass das Kind bereits mit zu hohem Geburtsgewicht zur Welt kommt. Zahlreiche Studien haben mittlerweile gewisse Zusammenhänge zwischen dem Geburtsgewicht und der späteren Gesundheit bestätigt. Wiegt ein Baby bei der Geburt vier Kilogramm und mehr, steigt sein Risiko, später übergewichtig zu werden, um 60 bis 70 Prozent. Ebenfalls erhöht ist sein Risiko für Diabetes und andere Krankheiten. Es wird zudem diskutiert, ob das Übergewicht der Mutter einen negativen Einfluss auf die Gehirnentwicklung haben und ein häufigeres Auftreten von Asthma begünstigen könnte.

Und um wie viel sollten Sie zunehmen?

- Sind Sie untergewichtig, liegt Ihr BMI (Body Mass Index) also unter 18,5, dürfen es zwischen 12,5 und 18 Kilo sein.
- Sind Sie normalgewichtig (BMI zwischen 18,5 und 24), sollten es zwischen 11,5 und 16 Kilo Gewichtszunahme sein.
- Leiden Sie bereits etwas an Übergewicht, nehmen Sie maximal 11,5 Kilo zu, besser sind lediglich 7 Kilogramm.
- Sind Sie bereits deutlich übergewichtig (BMI über 30), sollte die Gewichtszunahme maximal sechs bis acht Kilo betragen. Dies entspricht in etwa dem, was Sie bei der Geburt wieder verlieren (siehe Seite 134). Sie werden also nach der Geburt wieder Ihr Ausgangsgewicht haben, jedoch keine weiteren Reserven – die brauchen Sie auch nicht, da Sie für die Stillzeit bereits auf genügend Reserven zugreifen können. Gar nichts

DIE OPTIMALE GEWICHTSZUNAHME

Sie sollen und dürfen jetzt zunehmen. Aber aufgepasst: Der Kalorienbedarf steigt ab dem zweiten Trimester nur um etwa 200 bis 300 Kilokalorien. Dies entspricht einer kleinen Zusatzmahlzeit, zum Beispiel einem Stück Vollkornbrot mit Käse oder einem Joghurt mit Früchten. Am besten wägen Sie sich einmal pro Woche (immer am gleichen Tag, frühmorgens, ohne Kleider, nach dem Toilettengang) und tragen Ihr Gewicht in die Gewichtskurve ein (siehe Seite 76). Es gibt Wochen, in denen Sie mehr zunehmen. In anderen Wochen, vor allem zu Beginn der Schwangerschaft, wird Ihr Gewicht stagnieren – das ist völlig normal. ■

oder weniger zuzunehmen während der Schwangerschaft wäre gleich-
bedeutend mit einer Gewichtsabnahme, was nicht empfohlen wird.

Diät während der Schwangerschaft?

Sicher nicht! Hungert eine werdende Mutter, ist dies genauso schädlich,
wie wenn sie zu viel zunimmt. Wird das Ungeborene nicht ausreichend
mit allen nötigen Nährstoffen versorgt, beginnt sein Körper auf Sparflam-
me zu schalten und die lebenswichtigen Organe, vor allem das Gehirn,
werden auf Kosten des Wachstums geschützt. Solche Babys werden als
Folge davon kleiner und leichter geboren, und ihr Risiko, später an Herz-
Kreislauf-Erkrankungen oder Typ-2-Diabetes zu erkranken, steigt. Denn
sie wurden durch die Hungerphase in Mamas Bauch auf Kalorienkonser-
vierung und Fettansatz programmiert und neigen dazu, im Lauf des Lebens übergewichtig zu werden. Heikel ist eine Unterversorgung vor allem
in den ersten zwei Schwangerschaftsdritteln.

> **TIPP** *Der Zeiger der Waage schnellt zu stark nach oben? Am
> besten bewegen Sie sich mehr. Gehen Sie täglich morgens
> und abends eine halbe Stunde flott spazieren. Auch Ausdauersportarten
> sind gut geeignet: Schwimmen, Laufen, Radfahren. Stellen Sie
> Ihre Ernährung um (siehe Kasten Seite 79).*

Schwangerschaftsdiabetes

In der Schweiz leiden schätzungsweise 150 000 Frauen an Typ-2-Diabe-
tes; die meisten davon sind übergewichtig. Zusätzlich entwickeln immer
mehr werdende Mütter einen Schwangerschaftsdiabetes (Gestationsdiabe-
tes). Wird diese Störung nicht rechtzeitig erkannt und behandelt, bringt
sie Mutter und Kind in Gefahr. Sie lässt das Baby im Mutterleib überdurch-
schnittlich stark wachsen und Fett ansetzen. Eine bis zehn von hundert
Schwangeren hat erhöhte Blutzuckerwerte – meist ohne es zu merken,
denn Schwangerschaftsdiabetes schmerzt nicht.

> **INFO** *Oft bestehen die erhöhten Blutzuckerwerte unbemerkt
> schon vor der Schwangerschaft; später von Schwangerschafts-
> diabetes betroffene Frauen sind häufig bereits übergewichtig. Bei der*

GEWICHTSKURVE

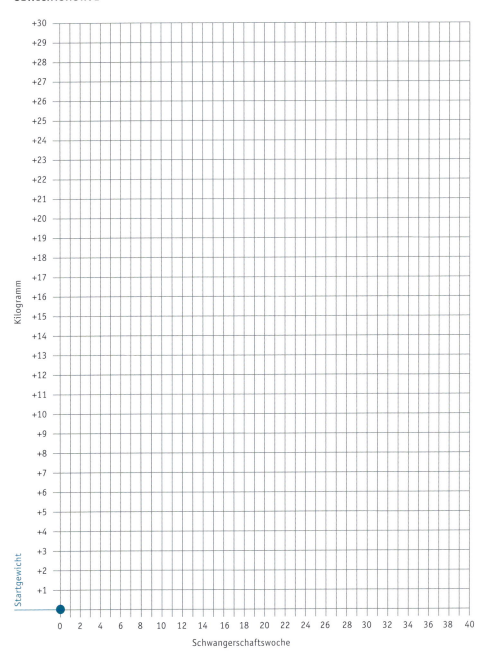

Kilogramm

Startgewicht

Schwangerschaftswoche

ersten Schwangerschaftskontrolle wird heute routinemässig der Nüchternblutzuckerwert bestimmt. Er repräsentiert den durchschnittlichen Wert der letzten drei Monate und sollte unter 5,1 mmol liegen.

Was passiert bei Schwangerschaftsdiabetes?

Die Schwangerschaft bewirkt eine Insulinunempfindlichkeit des mütterlichen Organismus, damit ein Teil der Nährstoffe direkt für das kindliche Wachstum zur Verfügung steht. Bei gesunden Frauen wird diese natürliche Insulinresistenz durch eine Leistungssteigerung der Bauchspeicheldrüse ausgeglichen. Sie produziert entsprechend mehr Insulin, sodass der Zucker abgebaut wird. Bei Schwangerschaftsdiabetes gelingt dies nicht mehr, die Bauchspeicheldrüse kommt mit der Insulinproduktion nicht mehr nach. Der erhöhte Blutzuckerspiegel der werdenden Mutter bedeutet ein gesteigertes Nahrungsangebot für das ungeborene Kind. Als Reaktion darauf produziert der Fötus ständig zu viel Insulin.

Dies wiederum führt zu einer Fehlprogrammierung seines Gehirns, denn das Insulin kreist im Körper des Babys und gelangt dabei unweigerlich ins Zwischenhirn. Dort sind wichtige Regelzentren angesiedelt, die den Stoffwechsel und das Körpergewicht beeinflussen. Als Folge davon sind die Zentren, die das Sättigungsgefühl und die Insulinhemmung steuern, verkleinert; die Regionen, die das Hungergefühl und die Insulinausschüttung steuern, sind jedoch normal gross. Auf Sättigungssignale wie das Hormon Leptin reagiert das Zwischenhirn kaum noch. Dagegen läuft die Bildung appetitsteigernder Peptide auf Hochtouren. Diese erworbene Insulinüberproduktion bleibt lebenslang erhalten, die damit geborenen Menschen haben einen gesteigerten Appetit, einen erhöhten Insulinspiegel im Blut und eine gestörte Insulintoleranz. Ihr Risiko, im Laufe des Lebens übergewichtig zu werden und an Typ-2-Diabetes oder später an Herz-Kreislauf-Erkrankungen zu leiden, steigt um 50 Prozent an.

Auch für die werdenden Mütter ist Schwangerschaftsdiabetes gefährlich. Besonders grosse und schwere Babys können im Geburtskanal stecken bleiben und müssen mit einem Kaiserschnitt zur Welt gebracht werden. Manche kommen zu früh, weil der Platz in der Gebärmutter zu eng geworden ist oder weil es zu einer Schwangerschaftsvergiftung kommt.

 TIPP *Der Routinetest in der Schwangerschaftskontrolle, ob sich Zucker im Harn befindet, ist nicht sehr aussagekräftig.*

VORGEBURTLICHE PROGRAMMIERUNG

Die Konstitution des Ungeborenen wird im Mutterleib und bis vier Wochen nach der Geburt entscheidend beeinflusst: Hat die werdende Mutter überhaupt genug oder vielleicht sogar zu viel gegessen? Leidet sie an einer Stoffwechselkrankheit wie Diabetes? Hat sie sich abwechslungsreich ernährt? Je nachdem, wie es einer werdenden Mutter geht, wird der Stoffwechsel des ungeborenen Babys «programmiert» bzw. geprägt (fetale oder perinatale Programmierung). Dadurch wird es später mit grösserer Wahrscheinlichkeit an Übergewicht und damit verbundenen Krankheiten oder an Typ-2-Diabetes erkranken.

Nicht immer tritt eine Schwangerschaft unter besten Voraussetzungen ein, nicht immer verläuft sie optimal. Versuchen Sie dennoch, gelassen zu bleiben. Denn die fetale Programmierung eines Menschen ist nur einer der Risikofaktoren für Übergewicht, Stoffwechsel- und Herz-Kreislauf-Erkrankungen – neben anderen wie Nikotin, Stress, ungesunder Ernährung und Bewegungsmangel, die sich individuell beeinflussen lassen. ■

Lassen Sie vom Arzt zwischen der 24. und der 28. Schwangerschaftswoche einen Zuckerbelastungstest (oraler Glukose-Toleranz-Test oGTT) durchführen, damit ein Schwangerschaftsdiabetes gegebenenfalls rechtzeitig erkannt und behandelt werden kann. Der Arzt erklärt Ihnen auch, wie der Test funktioniert.

Wird ein Schwangerschaftsdiabetes rechtzeitig erkannt und richtig behandelt, hat er keine nachteiligen Folgen. Die meisten betroffenen Frauen bekommen das Problem mit einer Ernährungsumstellung, mehr Bewegung und eventuell Insulingaben in den Griff. Dadurch kann die oben geschilderte ungünstige vorgeburtliche Programmierung vollständig ausgeschaltet werden – das Baby wird normalgewichtig geboren.

ACHTUNG *Meistens vergessen junge Mütter den Schwangerschaftsdiabetes rasch, weil er nach der Geburt normalerweise schnell verschwindet. Doch etwa jede dritte betroffene Mutter erkrankt später an einem Typ-2-Diabetes. Deshalb sollten Sie nach einem Schwangerschaftsdiabetes alle ein bis zwei Jahre überprüfen lassen, ob Ihr Blutzucker im grünen Bereich ist. Typ-2-Diabetes kann gut behandelt werden, wenn er rechtzeitig erkannt und angegangen wird.*

Geschmacksprägung während der Schwangerschaft und Stillzeit

Je abwechslungsreicher der Speisezettel werdender Mütter ist, umso besser wird das Baby später neue Lebensmittel probieren und mögen. Denn der Geschmack von Greyerzer, Peperoni oder Oliven geht ins Fruchtwasser über, von dem das Ungeborene regelmässig trinkt.

Bereits während der Frühschwangerschaft entwickelt sich beim Fötus das gustatorische und olfaktorische System; die Geschmacksknospen auf der Zunge bilden sich im zweiten Schwangerschaftsmonat. Ab dem dritten Monat spürt das Ungeborene den Geschmack des Fruchtwassers, es trinkt pro Tag zwischen 2 und 7,5 Deziliter davon. Schon vor der 28. Schwangerschaftswoche zeigen Babys positive Reaktionen auf süsse Geschmacksnoten und ebenso negative auf bittere. Was eine Mutter isst, beeinflusst nachweislich den Geschmack des Fruchtwassers und somit die Prägung des Geschmacks beim Ungeborenen.

 TIPP *Essen Sie möglichst abwechslungsreich, um Ihr Baby schon im Mutterleib an viele verschiedene Geschmäcker zu gewöhnen.*

SCHWANGERSCHAFT UND KOHLENHYDRATE

Auch wenn Sie nicht an Schwangerschaftsdiabetes leiden, sollten Sie Ihre Lust auf Süssigkeiten und andere schnell verfügbaren Kohlenhydrate (Backwaren, Weissbrot, weissen Reis, Pasta) zügeln. Sie führen zu einem starken und schnellen Blutzuckeranstieg. Der Körper reagiert darauf mit einer massiven Insulinausschüttung, sodass all der Zucker aus dem Blut in die Muskel-, Fett- und Nervenzellen der werdenden Mutter geschleust werden. Beim Baby passiert genau dasselbe. Dies erhöht sein Risiko, zu schnell und zu viel zuzunehmen. Passiert dies mehrmals täglich, erhöht sich das Risiko, dass das Baby gross und schwer wird und dass sein Stoffwechsel bereits ungünstig programmiert ist. Wenn Sie sich mehrheitlich von viel Gemüse, Salat und proteinhaltigen Lebensmitteln wie Hülsenfrüchten, Nüssen, Samen, Kernen, Fleisch, Fisch, Eiern und Milchprodukten ernähren, bleiben unerwünschte Blutzuckerspitzen aus – die Chance steigt, ein Baby zu gebären, das später normalgewichtig sein wird. ■

Die mühsamen Schwangerschaftsbeschwerden

Zum Glück verlaufen die meisten Schwangerschaften ohne Komplikationen. Von harmlosen, aber unangenehmen Schwangerschaftsbeschwerden werden jedoch viele Schwangere geplagt. Sie erfahren in diesem Kapitel, wie Ihnen Bewegung und Ernährung dabei helfen, die mühsamen Seiten der Schwangerschaft zu meistern und sich auch in anderen Umständen rundum wohl zu fühlen.

Auch wenn eine Schwangerschaft keine Krankheit ist, so leiden doch viele werdende Mütter unter typischen Schwangerschaftsbeschwerden. Oft kündigt sich eine Schwangerschaft mit einem Brechreiz am Morgen an und hört mit geschwollenen Knöcheln oder Sodbrennen auf. Mit einfachen Tipps und Tricks können Sie sich jetzt Linderung verschaffen.

Übelkeit

Ein mulmiges Gefühl im Magen, Brechreiz oder sogar das Erbrechen ganzer Mahlzeiten sind normal und vergehen nach dem dritten Monat meistens von selbst. Obwohl man von «morgendlicher Übelkeit» spricht, kann sie irgendwann im Verlauf des Tages auftreten – und Ihren Vorsatz gefährden, das süsse Geheimnis noch nicht ausplaudern zu wollen. Rund die Hälfte aller Schwangeren leidet darunter. Diese Tipps helfen:

- Achten Sie darauf, dass Sie nie einen zu vollen oder einen zu leeren Magen haben.
- Lassen Sie sich von Ihrem Partner bekochen, wenn Ihnen von Kochgerüchen übel wird.
- Gegen akute Übelkeit hilft eine Tasse heisses Wasser mit einem Scheibchen frischen Ingwers.
- Nehmen Sie morgens vor dem Aufstehen etwas Kleines (Vollkorncracker, ein Glas Wasser) zu sich.

- Achten Sie auf einen möglichst ausgewogenen Blutzuckerspiegel, indem Sie Lebensmittel bevorzugen, die diesen nicht stark erhöhen (siehe Seite 79).
- Verteilen Sie Ihr Essen statt auf drei grosse jetzt lieber auf fünf kleine Mahlzeiten.
- Essen Sie leicht verdaulich und nur schwach gewürzt.
- Meiden Sie Lebensmittel, auf die Sie keine Lust haben.
- Falls die Übelkeit sehr schlimm ist und Sie häufig erbrechen müssen, bitten Sie Ihren Arzt oder die Hebamme um Rat. Manchmal hilft dann ein Vitamin-B_6-Präparat oder andere Medikamente.
- Auch Riechfläschchen mit ätherischen Ölen aus der Aromatherapie können den Brechreiz lindern. Bewährt haben sich Bergamotte, Mandarine, Neroli, Pampelmuse und Zitrone.
- Nehmen Sie es locker: Dank Übelkeit merken Sie immerhin etwas von Ihrem werdenden Kind und schonen sich vielleicht etwas mehr.
- Gehen Sie bei massiver Übelkeit zum Arzt, damit Sie keine Probleme mit Ihrem Elektrolythaushalt[1] bekommen. Häufiger als fünfmal täglich sollten Sie nicht erbrechen müssen.
- Ein ganz leichtes Cardiotraining wie Joggen oder Schwimmen kann gegen die typische Schwangerschaftsübelkeit helfen.

Lust auf ganz bestimmte Lebensmittel

Ursache für die wechselnden Essgelüste ist die hormonelle Umstellung. Die plötzliche Abneigung gegen gewisse Lebensmittel ist oft sogar eines der ersten Anzeichen der Schwangerschaft überhaupt. Meistens lehnen schwangere Frauen eher ungesunde Dinge ab wie Kaffee, Alkohol oder Schwarztee. Abneigungen gegen bestimmte Lebensmittel zeigen Ihnen klar und deutlich, dass Ihr Körper damit momentan überfordert wäre. Umgekehrt können die Gelüste während der Schwangerschaft sehr sinnvoll sein. Geben Sie Ihrer Lust auf Orangen oder Nüsslisalat ruhig nach, denn beide sind äusserst folsäurereich. Die z. B. in Essiggurken vorkom-

---

[1] Elektrolyte sind Mineralstoffe, die für die Körperzellen und deren Funktion lebenswichtig sind, z. B. Natrium, Chlorid, Kalium, Kalzium und Magnesium. Sie verteilen sich so im Körper, dass der Elektrolythaushalt ausgeglichen ist. Gerät er aus dem Gleichgewicht, kann dies gefährlich werden.

mende Säure unterstützt die Leber bei den nun anfallenden grösseren Aufgaben und hilft auch gegen das dumpfe Gefühl im Magen.

Umgekehrt ist nicht jede Lust auf ein bestimmtes Lebensmittel sinnvoll: Schokolade, Gummibärchen oder Kuchen sind sehr energiereich, lassen Sie unnötig zunehmen und sollten deshalb mit Vernunft und in kleinen Mengen genossen werden (Tipps siehe Seite 148).

Wassereinlagerungen

Sind Ihre Knöchel dicker als sonst? Fühlen Sie sich aufgedunsen? Leiden Sie unter Wassereinlagerungen, sogenannten Ödemen? Nur eine von drei Schwangeren bleibt davon verschont. Kartoffeln (Gschwellti), frische Ananas oder Salatgurken wirken mild entwässernd, ohne Schaden anzurichten. Schränken Sie die Getränkemenge keinesfalls ein. Essen Sie genügend Eiweiss in Form von Hülsenfrüchten, Fleisch, Fisch, Eiern, Nüssen, Kernen und Samen. Achten Sie auf genügend Entspannung, lagern Sie immer wieder die Beine hoch. Im Normalfall sind die Ödeme am nächsten Morgen wieder weg.

Trotzdem sollten Sie Ödeme nicht auf die leichte Schulter nehmen. Wenn sie sich nicht bessern und Sie schon morgens den Ring nicht mehr vom Finger bekommen, könnte etwas Ernsteres dahinterstecken.

ACHTUNG Eine gefürchtete Schwangerschaftskomplikation, die Gestose, beginnt häufig mit Wassereinlagerungen im Gewebe, aufgeschwollenen Händen und Füssen, einem aufgedunsenen Gesicht und plötzlicher Gewichtszunahme. Später wird Eiweiss über die Niere ausgeschieden, was zu schaumigem Urin führt, ähnlich wie Bier. Deshalb wird bei der Gynäkologin regelmässig nach Eiweiss in Ihrem Harn gefahndet. Der Blutdruck ist erhöht, es kann sogar zu Krampfanfällen kommen. Ziehen Sie bei solchen Anzeichen und überhaupt bei jedem Verdacht sofort ärztliche Hilfe bei!

Sodbrennen

Diese lästige Störung entsteht gegen Ende der Schwangerschaft, wenn der Magen durch das wachsende Kind gegen oben gedrückt wird. Probieren Sie, welcher der folgenden Tipps Ihnen helfen kann:

- Essen Sie abends nur leicht verdauliche Lebensmittel. Pochierte Fisch- oder Pouletfilets, Kartoffeln und Gemüse sind besser verträglich als frisches Brot oder eine Pizza.
- Ein Glas Milch, schluckweise getrunken, oder das Kauen von ein paar Mandeln bringt Erleichterung.
- Hilfreich kann auch die Einnahme von aus Leinsamen gekochtem Schleim sein (1 Esslöffel Leinsamenschrot auf 2 dl Wasser).
- Kauen Sie gründlich und trinken Sie nicht zu viel zu den Mahlzeiten, lieber dazwischen.
- Essen Sie abends nicht zu spät, denn dann hat der Magen die Hauptarbeit schon geleistet, wenn Sie zu Bett gehen.
- Viele Frauen schlafen jetzt lieber auf der linken Seite, dies verringert das Sodbrennen ebenfalls.
- Lassen Sie sich vom Arzt ein Medikament gegen das Sodbrennen verschreiben, wenn die Hausmittel nichts nützen.

Verdauungsprobleme

Verstopfung und Blähungen sind typisch in der Schwangerschaft; die Verstopfung kann gar bis zu drei Monate nach der Geburt anhalten. Verdauungsfördernd wirken Pflaumen, Birnen, Feigen, Leinsamen im Müesli und eine ballaststoffreiche Ernährung mit vielen Früchten, Salaten und Vollkornprodukten. Ein mildes Abführmittel ist Milchzucker aus dem Reformhaus oder der Drogerie (sofern Sie nicht unter einer Laktoseintoleranz leiden): Nehmen Sie davon zweimal täglich einen Teelöffel. Das schädigt den Darm nicht, sondern unterstützt im Gegenteil das Wachstum von günstigen Darmbakterien. Bananen, Heidelbeeren, Kakao, Schokolade und Schwarztee wirken stopfend, essen Sie davon eher wenig. Trinken Sie genug und bewegen Sie sich, das hält den Darm in Schwung.

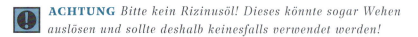

ACHTUNG *Bitte kein Rizinusöl! Dieses könnte sogar Wehen auslösen und sollte deshalb keinesfalls verwendet werden!*

Schlaflose Nächte

Vielleicht schlafen Sie momentan schlechter als sonst. Wenn Sie unter Sodbrennen oder Wadenkrämpfen leiden, beachten Sie die Tipps auf den Seiten 83 und 86. Wenn Ihre Gedanken kreisen, machen Sie die Einschlaf-übung von Seite 197 (www.beobachter.ch/mami_15). Ein Stillkissen kann Ihnen helfen, sich besser zu betten und den schwerer werdenden Bauch abzustützen. Daneben gibt es eine ganze Reihe von Lebensmitteln, die schlaffördernd wirken. Grundsätzlich handelt es sich um diejenigen, die den Serotoninspiegel (körpereigenes Glückshormon) erhöhen. Dabei wirken Kohlenhydrate eher beruhigend. Wählen Sie solche, die nur langsam ins Blut übergehen, wie Gemüse, Früchte, Salate, Vollkornprodukte oder Teigwaren. Übrigens schlafen Sie genauso gut, wenn Sie etwas weniger gegessen haben. Zwar kann dann die Zeit bis zum Einschlafen etwas län-

MIT DIESEN LEBENSMITTELN SCHLAFEN SIE GUT

Lebensmittel	Schlaffördernde Inhaltsstoffe
Gemüse	Vitamin B_9
Kakaopulver und -nibs, Weizenkeime, Sesam-samen, Nüsse, Spinat, weisse Bohnen	Magnesium
Teigwaren, Vollreis, Weizenkeime, Vollkornbrot, Banane	Vitamin B_6
Milchprodukte, Eier	Tryptophan, Vitamin B_{12}
Salat, Kartoffeln, Äpfel	Lithium
Vollkorngetreideprodukte, Linsen, Nüsse, mageres Fleisch	Eisen, B-Vitamine
Lachs, Hering, Sardinen, Baumnüsse, Rapsöl	Omega-3-Fettsäuren

ger werden, aber die Tiefschlafphasen bleiben genauso erholsam. Ungünstig sind dagegen zu üppige, fetthaltige und proteinreiche Abendessen.

 TIPP Machen Sie einen Mittagsschlaf (Power Nap), wenn Sie einen anstrengenden Nachmittag vor sich haben. Stellen Sie den Wecker auf höchstens 30 Minuten, denn eine Schlafdauer von fünf bis 20 Minuten ist völlig ausreichend, um Sie zu erfrischen. Oder nehmen Sie den Schlüsselbund in die Hand – wenn Sie in die Tiefschlafphase kommen, werden Sie automatisch die Hand entspannen und öffnen, der fallende Schlüsselbund wird Sie aufwecken. Wenn Sie länger schlafen, fühlen Sie sich nachher müder als zuvor.

Krampfadern und Hämorrhoiden

Beides kann während einer Schwangerschaft entstehen oder sich verschlimmern. Der Grund: Die sich ausdehnende Gebärmutter drückt auf die Venen im Becken, der Blutdruck in den Beinvenen erhöht sich, es bilden sich Krampfadern, und in den Gefässen des Enddarms kann ein Blutstau entstehen.

Krampfadern
So beugen Sie vor:
- Kneippen Sie, machen Sie warm-kalte Wechselduschen. Das verbessert die Durchblutung.
- Tragen Sie bequeme, flache Schuhe.
- Lagern Sie immer wieder die Beine hoch, eventuell stellen Sie das Fussteil Ihres Bettes etwas höher.
- Vermeiden Sie langes Sitzen und Stehen, schlagen Sie die Beine nicht übereinander.
- Rollen Sie die Füsse über einen Tennis- oder Igelball, gehen Sie immer wieder ein paar Schritte auf den Zehenspitzen.
- Vermeiden Sie heisse Bäder; ideal ist hingegen Schwimmen in Wasser unter 28 Grad Celsius.
- Vermeiden Sie einschneidende Socken, lassen Sie sich gegebenenfalls Kompressionsstrümpfe verschreiben.
- Massieren Sie die Beine sanft mit Hamamelis oder Rosskastanie ein.

- Essen Sie Buchweizen. Er enthält viel Rutin, das die Venenwände stärkt und die Gefässe schützt. **Zwei Rezepte** finden Sie im Internet unter www.beobachter.ch/download.
- Befolgen Sie zusätzlich die Tipps gegen Hämorrhoiden (gleich unten) und gegen Verstopfung (Seite 83).

Hämorrhoiden

Sie können vorbeugen, indem Sie Verstopfung vermeiden bzw. den Durchgang der Nahrung durch den Darm beschleunigen:

- Trinken Sie viel (mindestens zwei Liter täglich).
- Essen Sie nahrungsfaserreich (Leinsamen: zwei- bis dreimal pro Tag ein Esslöffel mit reichlich Flüssigkeit; Kleie, Flohsamenschalen, Vollkorn, Gemüse, Salat, Obst).
- Abführend wirkt eine Kombination von Magnesium plus Vitamin C.
- Bewegen Sie sich regelmässig.
- Stellen Sie die Füsse während des Toilettengangs auf einen Hocker, sodass sich der Winkel zwischen Oberkörper und Oberschenkel verkleinert – das unterstützt die Darmbewegungen (Peristaltik).
- Pressen Sie möglichst wenig beim Stuhlgang.
- Machen Sie täglich Beckenbodenübungen.
- Schlafen Sie in Seitenlage.

Bei den meisten Frauen verschwinden die Hämorrhoiden von selbst in den ersten sechs Wochen nach der Geburt.

Wadenkrämpfe

Sie entstehen wegen mangelnder Mineralstoffe bzw. einer Unterversorgung der Nerven damit oder durch Muskelbelastung. Wenn Sie schwanger sind, müssen Sie meist häufiger auf die Toilette gehen und verlieren über den Harn und das vermehrte Schwitzen mehr Mineralstoffe. Verzichten Sie jetzt auf Schuhe mit hohen Absätzen. Krampfadern und Blutarmut (Anämie), etwa verursacht durch einen Eisenmangel, begünstigen Wadenkrämpfe. Fragen Sie Ihre Ärztin um Rat. Es gibt aber auch einige Tipps und Tricks, wie Sie selbst Abhilfe schaffen können:

- Fördern Sie die Durchblutung der Beine (z. B. mit einer kräftigen Wadenmassage, unterstützt durch ätherische Öle wie Lavendel, Majoran oder Rosenholz).
- Legen Sie tagsüber oft die Beine hoch.
- Massieren Sie Ihre Füsse im Sitzen (z. B. unter dem Schreibtisch) mit einem Tennisball.
- Nehmen Sie ein warmes Bad oder wärmen Sie die Waden mit einer Wärmeflasche oder warmen Umschlägen (Frottiertuch, in warmes Wasser getaucht). Auch ein (sanfter) Sauna- oder Dampfbadbesuch kann helfen.
- Trinken Sie eine Gemüsebouillon oder Tomatensaft, essen Sie Nüsse (sehr mineralstoffreich).
- Stemmen Sie die Füsse liegend gegen eine Wand.
- Ziehen Sie die Zehen bei gestrecktem Bein nach oben und zum Kör-per hin, die Ferse drücken Sie nach unten.
- Drücken Sie die Fusssohlen kräftig gegen den Boden, beugen Sie gleichzeitig die Knie.

Mutterbandschmerzen

Die Mutterbänder verlaufen beidseits der Gebärmutter entlang der Be-ckenwand hinunter bis zur Scheide. Sie halten die Gebärmutter in einer stabilen, aufrechten Lage. Während der Schwangerschaft müssen sie sich stark dehnen und werden entsprechend beansprucht. Diese Spannung und Dehnung kann im Bereich der Leisten, des Kreuzbeins und des Unterleibs Schmerzen verursachen, die sich ähnlich wie Muskelkater oder Menstrua-tionsbeschwerden anfühlen. Folgende Tipps bringen Linderung:

- Ruhen Sie sich aus, legen Sie sich hin, bis die Schmerzen nachlassen.
- Wärme in Form einer warmen Bettflasche oder eines in warmes Was-ser getauchten Frotteetuchs kann helfen.
- Nehmen Sie ein warmes Bad.
- Massieren Sie Ihren Bauch mit einem speziellen Massageöl (Ihre Heb-amme wird Ihnen Tipps geben), z. B. mit Lavendel, Mandarine und Rosenholz.
- Entlasten Sie tagsüber Ihren rasch wachsenden Bauch mit einem Stützband oder speziellen Bauchtuch.

ACHTUNG *Wenn die Schmerzen mit einem hart werdenden Bauch einhergehen, könnte es sich um vorzeitige Wehen handeln. Fragen Sie Ihren Arzt um Rat, wenn der Schmerz länger andauert, bis in den Rücken zieht oder sogar Fieber, Durchfall und Erbrechen hinzukommen.*

Müdigkeit

Vor allem das erste Drittel der Schwangerschaft ist mit unzähligen Veränderungen Ihres Körpers verbunden – er leistet Schwerarbeit. Vor allem weil jetzt der Blutzuckerspiegel und der Blutdruck tiefer sind als gewöhnlich, fühlen Sie sich öfters müde. Wirklich gute Tipps gegen die Müdigkeit gibt es keine; sinnvoll und wachmachend ist etwas Bewegung an der frischen Luft. Kaffee und andere aufputschende Substanzen sind momentan nicht geeignet. Ihr Körper zeigt Ihnen mit der Müdigkeit, dass er stark beschäftigt ist und Erholung braucht. Gönnen Sie ihm diese. Nach den ersten 12 bis 14 Wochen wird es automatisch besser, und Sie werden sich leistungsfähig und fit fühlen.

Wallungen

Eine Schwangerschaft ist mit vielen zusätzlichen Aufgaben und Leistungen des Körpers verbunden. Das Herz muss mehr Blut durch den Körper pumpen, die Blutgefässe erweitern sich, damit das Blut schneller fliesst und das Baby mit allen nötigen Nährstoffen versorgen kann. Der Puls wird dadurch erhöht, der Stoffwechsel angeregt, und Sie schwitzen leichter. Diese Hitzewallungen können bis in die Stillzeit anhalten. Danach wird sich das Wärmeempfinden wieder normalisieren. Probieren Sie aus, was Ihnen hilft:

- Tragen Sie lockere Kleidung aus Naturfasern.
- Vor allem abends Curry, Chili, Ingwer und andere scharfe Gewürze vorsichtig dosieren oder darauf verzichten.
- Kaffee-, Grün- und Schwarzteekonsum reduzieren.
- Kühlen Sie den Körper und insbesondere die Füsse mit lauwarmen Duschen ab.

- Vermeiden Sie blähende Gewürze und Gemüse wie Zwiebeln oder Knoblauch.
- Trinken Sie viel, um die verlorene Flüssigkeit zu ersetzen. Gut geeignet sind Malven-, Salbei- und Melissentee, sie verringern die Schweissproduktion.

Verstopfte Nase

Vielleicht sind es die erhöhten Hormonspiegel (Progesteron, Östrogen) oder das erhöhte Blutvolumen: Jedenfalls klagen viele Schwangere über eine verstopfte Nase. Als Folge davon kann auch häufiger Nasenbluten auftreten.

 TIPP *Schlafen Sie mit etwas höher gebettetem Kopf und spülen Sie die Nase regelmässig mit physiologischer (0,9-prozentiger) Kochsalz- oder Meersalzlösung. Vielleicht hilft Ihnen auch die Wechselatmung aus dem Yoga (siehe Seite 35).*

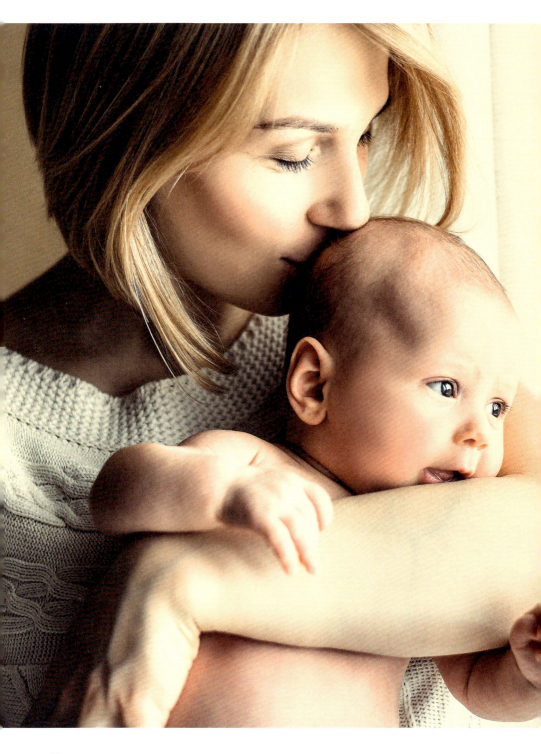

Das erste Jahr nach der Geburt

Durch die Ankunft eines neuen Erdenbürgers verändert sich das Leben seiner Eltern gewaltig. Auch wenn Mama genau weiss, dass Entspannung, gesunde Ernährung und Bewegung die Schlüssel für ein gesundes Leben und Wohlbefinden sind: Jetzt ist es erst mal schwierig, gut zu sich selber schauen zu können. Dieses Kapitel hilft Ihnen, sich im ersten Jahr nach der Geburt zu erholen, sich Sorge zu tragen und gesund zu bleiben.

Das Wunder
des Lebens
können wir nicht
begreifen,
wir können es nur
bestaunen.

Jochen Mariss

Kurz nach der Geburt: ein guter Start ins neue Leben

Die Zeit nach der Schwangerschaft stellt für jede Frau eine Herausforderung dar. Vieles verändert sich, Sie machen neue Erfahrungen und müssen sich in Ihrem Körper erst wieder zurechtfinden. Dieses Kapitel gibt Ihnen nicht nur Tipps für den Umgang mit körperlichen Veränderungen, sondern auch Anregungen für mehr Entspannung.

Bereits während der Schwangerschaft vollbringt der mütterliche Organismus Höchstleistungen, und die körperliche Anstrengung einer vaginalen Geburt ist enorm. Doch an Ausruhen ist nicht zu denken: Die Wochen nach der Geburt sind geprägt von Rückbildungsprozessen und Neuorientierung. Das ist nicht nur körperliche, sondern auch emotionale Schwerstarbeit.

Mehr Energie: Das hilft Ihnen jetzt

Sie fühlen sich müde und erschöpft, der Dammriss (oder -schnitt) schmerzt noch, die Kaiserschnittnarbe ist noch nicht verheilt, die hormonelle Umstellung ist in vollem Gang, das Stillen klappt auch nicht wie erwartet – und eigentlich möchten Sie einfach nur eins: wieder einmal ungestört ein- und durchschlafen, ohne mit einem Ohr auf jedes kleinste Geräusch Ihres Babys hören zu müssen. So geht es den meisten Frauen kurz nach der Geburt. Leider gibt es keine Energie per Knopfdruck, aber viele kleine Dinge, die Ihnen jetzt helfen können.

Was passiert eigentlich während des Wochenbetts?

Das Wochenbett (auch Kindbett genannt) bezeichnet den sechs- bis achtwöchigen Zeitraum nach der Entbindung. Diese Zeit benötigt der mütterliche Organismus zur Regeneration der schwangerschafts- und geburtsbedingten Veränderungen.

INFO *Der Begriff «Wochenbett» stammt aus einer Zeit, in der die junge Mutter nach der Geburt (lat. post partum) mehrere Wochen von der Grossfamilie umsorgt wurde. Bis 1930 galt ein striktes «Aufstehverbot» für Frauen in den ersten neun Tagen. Begründet wurde dies mit der Förderung der Rückbildung und Wundheilung. Es war damals noch nicht bekannt, dass mit dieser rigorosen Schonung das Risiko für eine Thrombose, eine Lungenentzündung und einen Stau des Wochenflusses (Lochialstau) anstieg.*

In den ersten zehn Tagen (Frühwochenbett) finden die grössten körperlichen und hormonellen Umstellungen statt. Im Spätwochenbett vom elften Tag bis Ende der sechsten oder achten Woche erfolgen etliche weitere Rückbildungs- und Anpassungsvorgänge.

Die wichtigsten Anpassungen im Wochenbett:

- **Blut und Kreislauf.** Viele Wöchnerinnen klagen anfangs über einen labilen Kreislauf. Ursachen sind der Blutverlust bei der Geburt und die langsame Rückbildung der durch das Hormon Progesteron erweiterten Blutgefässe. Ein niedriger Hämoglobinwert steigt langsam wieder an, wenn nötig medikamentös unterstützt.
- **Blase und Darm** müssen sich erst wieder «normalisieren». Oft arbeitet der Darm noch langsamer und träger als vor der Schwangerschaft. Erst nach einer oder zwei Wochen hat er seine ursprüngliche anatomische Lage wieder eingenommen. Stuhlinkontinenz (ungewollter Verlust von Stuhl) kommt nach der Geburt laut einer britischen Studie bei vier Prozent der Frauen vor.
- **Bauchmuskeln und Bauchhaut** sind nach der Geburt weich und schlaff. Manchen Frauen fällt es noch schwer, sich aufzurichten. Hat sich eine schmale Rektusdiastase (Auseinanderweichen der geraden Bauchmuskeln, siehe Seite 110) entwickelt, so bildet sich diese langsam zurück.
- **Beckenboden.** Während der Geburt wird die Beckenbodenmuskulatur stark überdehnt. Kleine Risse der Muskelfasern heilen in kurzer Zeit. Beckenbodentraining nach dem Wochenbett hilft, den Beckenboden wieder zu kräftigen und zu straffen.

- **Haut.** Eine verstärkte Pigmentierung von Gesicht, Brustwarzen, Vulva, Anus und der Mittellinie des Bauches wird langsam blasser. Auch Schwangerschaftsstreifen verblassen mit der Zeit, bleiben jedoch in der Regel sichtbar.
- **Gebärmutter.** Nach der Geburt bildet sich die Gebärmutter zurück. Die Hebamme überwacht bei jedem Besuch den Heilungsprozess und die Rückbildung. Während der Schwangerschaft vergrössert sich die Gebärmutter um das 20-Fache und wiegt am Ende ein bis eineinhalb Kilogramm. Gleich nach der Geburt schrumpft sie bereits auf zehn bis 15 Zentimeter, verursacht durch die Wehen und die Ablösung der Plazenta. Nach vier bis sechs Wochen ist die Gebärmutter vollständig zurückgebildet.

HILFREICHE NACHWEHEN

Die starken Nachwehen in den ersten Stunden und Tagen nach der Geburt ziehen die Blutgefässe der Gebärmutter zusammen und stillen das Blut der Wunde, die durch die abgelöste Plazenta entstanden ist. Sie können diesen Prozess unterstützen, indem Sie sich in den ersten Tagen ausruhen und öfter hinlegen, regelmässig die Blase entleeren (zwei- bis vierstündlich) und sich täglich 30 Minuten mit einem Kissen unter dem Bauch auf den Bauch legen. Auch häufiges, ausreichend langes Stillen wirkt positiv, da es ebenfalls das Zusammenziehen der Gebärmutter fördert. Ein Tee aus Hirtentäschelkraut, Schafgarbe, Melisse, Eisenkraut und Frauenmantel kann die Rückbildung der Gebärmutter unterstützen. Lassen Sie von Ihrer Hebamme eine Bauchmassage durchführen und bitten Sie sie, Ihnen zu zeigen, was Sie selber für Ihre Gebärmutter tun können. ■

Die Heilung fördern

Haben Sie Narben vom Dammschnitt oder -riss, vom Kaiserschnitt? Gegen eine wulstige, unschöne Narbenbildung hilft eine gute innerliche und äusserliche Pflege. Innerlich brauchen Sie dafür genügend hochwertiges Eiweiss und genügend Vitamin E. Für Letzteres machen Sie den Salat täglich mit Weizenkeimöl an oder nehmen ein Vitamin-E-Präparat. Für die äusserliche Pflege haben sich Salben mit Calendula oder Johanniskraut bewährt. Eine spezielle Narbenmassage, angeleitet von der Hebamme, unterstützt die Bildung einer schönen Narbe, aber auch die Verarbeitung der Geburt. Mit diesen Massnahmen können Sie ab dem sechsten Tag nach der Geburt beginnen. Sobald die Narbe sichtbar verheilt ist, können Sie sie zweimal täglich mit Weizenkeimöl massieren – Vitamin E hilft auch äusserlich.

 TIPP *Nach einer Schnittentbindung benötigt die Mutter mehr Ruhepausen zur Regeneration. Viele Frauen haben Schwierigkeiten, den Kaiserschnitt, die Narbe und damit die Geburtsumstände zu akzeptieren.*

Auch die Vagina muss wieder heilen können. Als lindernd empfinden Sie vielleicht das Abspülen des Intimbereichs mit lauwarmem Wasser, dem ein Esslöffel Calendula-Essenz oder ein gestrichener Teelöffel Meersalz pro Liter zugesetzt wird. Auch Sitzbäder mit Lavendelöl können die Wundheilung fördern.

 Ein Rezept für **Energiekugeln** finden Sie unter www.beobachter.ch/download. Sie sind eine gesunde Alternative zu Guetzli, wenn Sie Energie fürs Stillen brauchen und eine Heisshungerattacke bekommen.

Unterstützung gegen den Babyblues

Neben den körperlichen Rückbildungsvorgängen finden auch psychische Veränderungen statt. Die Hormonumstellung kann Ihnen nun zu schaffen machen. Viele Frauen fallen nach der Geburt in ein emotionales Loch. Sie sind enorm sensibel und fühlen sich ein bisschen wie Teenager, wenn die Gefühle zwischen himmelhochjauchzend und zu Tode betrübt hin- und herpendeln. Schliesslich ist die Tatsache, dass Sie soeben Mutter geworden sind, ein überwältigendes Erlebnis.

Die Gefühle fahren meistens zwischen dem dritten und sechsten Tag nach der Geburt Achterbahn, weil sich die Hormone umstellen. Vielleicht auch, weil Sie noch völlig erschöpft sind. Oder weil die Geburt nicht so verlaufen ist, wie Sie es sich gewünscht haben, und Sie nun damit fertig werden müssen. Manchmal ist eine Geburt eben nicht traumhaft, sondern eher traumatisch. Die gute Botschaft: Diese Heultage vergehen schnell wieder. Wenn dies nicht der Fall ist, handelt es sich möglicherweise um eine postnatale Depression. Statt Mutterglück empfinden Sie in diesem Fall nur Traurigkeit.

TIPP *Vielleicht hilft es Ihnen, sich ein paar Sätze oder Zitate aufzuschreiben, die Ihnen guttun. Wiederholen Sie sie immer wieder. Das tönt vielleicht banal, macht aber Mut, wenn Sie an sich zweifeln oder sich wie ein rohes Ei fühlen. Ein paar Beispiele: «Für mein Kind bin ich die beste Mutter», «Jede Mutter macht Fehler. Ich darf meine auch machen», «Was ich nicht auf Anhieb kann, werde ich lernen» oder «Der Rückspiegel ist kleiner als die Frontscheibe, ich schaue vorwärts» usw. Wenn Sie Ihr schlafendes Baby anschauen, seine Händchen und Füsschen, erkennen Sie das Wunder, das es ist – auch wenn die grosse Mutterliebe vielleicht noch etwas auf sich warten lässt. Mut kann Ihnen vielleicht dieses Zitat machen:*

Und jedem Anfang wohnt ein Zauber inne,
Der uns beschützt und der uns hilft, zu leben.

Hermann Hesse

Mutterseelenallein
Ein Baby zu gebären sollte jede Frau glücklich machen, nimmt ihr Umfeld an. Doch viele Mütter (und auch manche Väter) kommen mit der neuen Situation schlecht zurecht. Sie fühlen sich völlig überfordert, von Mutterliebe keine Spur. Die Idee, die eigenen Bedürfnisse fortan hinter diejenigen des Kindes stellen zu müssen, dominiert. Schätzungen zufolge passiert dies etwa jeder dritten Mutter. Sie muss sich an ihre neue Rolle gewöhnen und hat erst mal Schwierigkeiten damit.

Jede zehnte Mutter leidet an einer Wochenbettdepression und fühlt sich den Ansprüchen nicht gewachsen. Denn frischgebackene Mütter sollen glücklich sein, schön aussehen, das Baby lieben, lächelnd Besucher empfangen und bewirten und sich möglichst sofort von den Strapazen der Geburt erholt haben.

Früher dauerte das Wochenbett im Spital rund zehn Tage, heute gehen die meisten Frauen schon nach drei bis fünf Tagen heim. Wobei «Daheim-

97

sein» bedeutet, allein mit dem Baby in der Wohnung zu sein, während der Partner arbeiten geht. Leider ist dies hierzulande, im Gegensatz etwa zu nordischen Ländern, infolge fehlenden Vaterschaftsurlaubs immer noch die Regel – obwohl viele werdende Väter sehr gerne in der ersten Zeit daheim beim Baby bleiben und mithelfen möchten.

Isoliert von ehemaligen Kolleginnen, weit weg vom bekannten Arbeitsalltag, muss die junge Mutter die neue Situation bewältigen. Viele Frauen kommen mit diesem Tausch der Arbeitswelt gegen ein kleines, weinendes Geschöpf nicht klar. Zumal die schönen Momente mit einem Neugeborenen, das während 24 Stunden den Tagesablauf diktiert, anfangs rar sind. Weil jede Kleinfamilie für sich selber schaut, fehlt im Alltag oft auch der Kontakt mit Frauen, die bereits ein Baby haben.

EIN GEBURTSTRAUMA?

Wie ist die Geburt verlaufen? Manchmal ist das Erlebnis so einschneidend, dass Mütter seelisch und körperlich ein Geburtstrauma erleiden. Dieses lässt sich am besten überwinden, wenn Sie es nicht bloss als Heultage abtun. Sprechen Sie über Ihr Geburtserlebnis, mit Ihrem Partner oder anderen nahestehenden Personen. Auch das Gespräch mit anderen Müttern, die ähnliche Erfahrungen gemacht haben wie Sie, kann helfen. Bitten Sie die Personen, die dabei waren, nochmals den genauen Ablauf der Geburt mit Ihnen durchzugehen. Durch die unter der Geburt ausgeschütteten Hormone haben Sie vielleicht alles wie durch einen Schleier erlebt, oder Sie waren so verängstigt oder von Schmerzen geplagt, dass Sie sich an manches nur noch bruchstückhaft erinnern. Sie können auch den Geburtsbericht verlangen und gemeinsam mit dem Arzt, der Hebamme oder dem Partner besprechen. Das Schweizer Netzwerk Verarbeitung Geburt (www.geburtsverarbeitung.ch) vermittelt Adressen von speziell ausgebildeten Personen, die Ihnen bei der Aufarbeitung eines Geburtstraumas helfen können. ■

INFO In vielen Kulturen wird die frischgebackene Mutter in der Regel ganz anders von ihrem Umfeld getragen. Da sind es eine ganze Reihe von Menschen, die sich tagsüber um das Neugeborene kümmern: Grossmütter, Schwestern, Tanten und erfahrene Mütter aus dem Dorf. Die Mutter selbst stillt ihr Baby und lässt es nachts bei sich schlafen. In der übrigen Zeit erholt sie sich, während ihr Kind von jemand anderem betreut wird.

Fehlt die Hilfe, überfordern sich die jungen Mütter oft. Sie geben dem Baby alles, was sie können, vernachlässigen dabei aber sich selber. Anerkennung von ihrem Umfeld bekommen sie oft keine – höchstens Schuldgefühle, weil das Neugeborene trotz ihrer Aufopferung weint. Doch die sind absolut fehl am Platz. Im Gegenteil: Jetzt ist Ihr gesunder Egoismus gefragt. Denn alles, was Ihnen guttut, nützt schliesslich auch dem Baby (und dem Partner).

Hier ein paar Tipps zur Entlastung im Alltag mit einem Neugeborenen:

- Weinende Babys beruhigen sich im Tragetuch schnell. Studien haben gezeigt, dass getragene Säuglinge deutlich weniger weinen. So können Sie auch spazieren und einkaufen gehen sowie das Nötigste im Haushalt besorgen.
- Wenn Sie nicht tragen können, leistet auch eine geprüfte Babyhängematte gute Dienste. Das Schaukeln erinnert Neugeborene an die Zeit im Mutterleib und wirkt beruhigend.
- Eine für Kind und Eltern schöne Möglichkeit, sich besser kennenzulernen, ist die Babymassage.
- Sie haben schneller ruhige Nächte, wenn Sie nachts bei oder nach dem Stillen oder Fläschchengeben mit Ihrem Baby nicht reden, es nicht unnötig herumtragen oder streicheln, kein Licht anzünden. Denn Neugeborene müssen erst lernen, wann Tag und wann Nacht ist.
- Man kann einem Schreibaby helfen, z. B. mit Craniosacraltherapie. Zögern Sie nicht und unternehmen Sie etwas, das die ganze Situation entspannen kann.
- Lassen Sie den Vater mithelfen. Kann er an gewissen Tagen frei machen? Sind Papa-Tage möglich? Hat er noch Ferien, die er beziehen könnte und die jetzt sinnvoller genutzt werden können als später? Haben Sie den Mut, den Papa mit dem Baby alleinzulassen. Er kann das genauso gut wie Sie!

Bedenken Sie: Diese Tipps nützen am meisten, wenn es Ihnen als Mutter selbst gut geht. Babys sind wie kleine Seismografen, sie reagieren sehr schnell, wenn Sie sich nicht gut fühlen. Da hilft ein Sich-Zusammenreissen nichts. Setzen Sie sich auch nicht unter Druck, dass es Ihnen auf Kommando gut gehen muss. Wenn dies länger nicht der Fall ist, so ist es eben so. Es ist auch absolut keine Schande und kein persönliches Versagen, um Unterstützung zu bitten. Was jetzt hilft: Wenn eine andere Person, die sich gut fühlt, das Baby zu beruhigen versucht. Etwa Ihr Partner oder Ihre Mutter, Schwester, eine erfahrene Nachbarin oder Freundin. Nutzen Sie die so gewonnene Zeit und Ruhe für sich.

ÜBERLEBENSSTRATEGIEN FÜR FRISCHGEBACKENE MÜTTER

- Rufen Sie die Hilfe ab, die Sie schon während der Schwangerschaft organisiert haben (siehe Seite 48).
- Überlegen Sie sich gut, wem Sie wann die Geburtsanzeige schicken. Vielleicht brauchen Sie in den ersten Tagen nach der Geburt Ruhe, um alles verarbeiten und sich an die neue Situation gewöhnen zu können.
- Bitten Sie die Empfänger der Geburtsanzeige, sich telefonisch anzumelden und das Essen gleich mitzubringen. Sie müssen jetzt nicht als Gastgeberin brillieren, sondern sollen sich erholen können.
- Sie dürfen das Telefon oder die Türklingel abschalten. Jetzt bestimmt das Baby Ihren Zeitplan, Sie brauchen genügend Ruhe.
- Vergessen Sie die Idee, gleich sofort wieder einen perfekten Haushalt zu haben. Gehen Sie schlafen, wenn Ihr Baby schläft, machen Sie etwas, das Ihnen guttut. Die Nächte sind meist anstrengend genug, und beim Staubsaugen können Sie nicht auftanken.
- Glauben Sie an Ihre Fähigkeiten als Mutter. Sie brauchen sich keine ungewollten Ratschläge anzuhören.
- Seien Sie ehrlich und offen, wenn es Ihnen schlecht geht. Ihr Umfeld kann Ihnen nur helfen, wenn Sie zu Ihren Schwierigkeiten stehen. Falscher Stolz ist kontraproduktiv! Ihre Hebamme, die Mütterberaterin, die Gynäkologin, andere erfahrene Mütter oder der Elternnotruf kennen sich mit Anfangsschwierigkeiten aus und können helfen.
- Geben Sie sich Zeit, Ihr Kind lieben zu lernen. Oft kommt die Mutterliebe nicht sofort, sie entwickelt sich erst mit dem Kennenlernen des kleinen Wesens.
- Haben Sie den Mut, Ihr Kind schon früh für kurze Zeit fremdbetreuen zu lassen. Eine ruhige, ausgeschlafene Nachbarin oder der Partner kommen besser klar mit dem Baby, als wenn Sie selbst es völlig übermüdet herumtragen. Nutzen Sie die so gewonnene Zeit, um etwas Schönes für sich selbst zu machen oder sich auszuruhen.
- Wenn Sie dringend einen Tapetenwechsel und Erholung brauchen, machen Sie Ferien in einem auf Babys spezialisierten Kinderhotel.
- Ziehen Sie die Notbremse, **bevor** Sie (oder Ihr Partner) nicht mehr können (siehe dazu Seite 131).

Ernährung und Bewegung gegen den Stress

Was möchten Sie gerade jetzt essen? Worauf haben Sie Lust? Gönnen Sie sich gerade jetzt das, was Sie möchten. Das hilft meist, zumindest etwas. Denn was schmeckt, tut der Stimmung gut. Allerdings können Stresssituationen und zu wenig Schlaf den Konsum von fettreichen, zuckerhaltigen Lebensmitteln erhöhen (siehe auch Seite 136). . Hier lohnt es sich, Mass zu halten. Hilfreich ist ein Kaugummi im Mund: Es ist erwiesen, dass das Kauen von Kaugummi in akuten psychischen Stresssituationen helfen kann, Stress abzubauen.

Das körpereigene Glückshormon

Serotonin ist ein körpereigenes Glückshormon. Es verbessert die Stimmung und hat einen direkten Einfluss auf die Schlafregulationszentren im Gehirn. Ausserdem ist es die Ausgangssubstanz des Nachthormons Melatonin und kann die Einschlafdauer verkürzen. Lebensmittel, die die Melatoninbildung optimal aktivieren, sind etwa Bananen oder eine warme Honigmilch.

Damit Ihr Körper genügend Serotonin bilden kann, benötigt er Proteine und moderat Kohlenhydrate bei jeder Mahlzeit. Tryptophan ist die Ausgangssubstanz für das Glückshormon Serotonin und gilt deshalb als «Entspannungsmolekül». Bei Stress ist der Tryptophanbedarf erhöht. Tryptophanreiche Lebensmittel sind Spinat, Haferflocken, Tofu, Thon und anderer Fisch, Fleisch wie Pouletbrust, Nüsse wie Haselnuss, Erdnuss, Mandeln, Paranüsse, Walnüsse, Cashewkerne, Bohnen, Erbsen und andere Hülsenfrüchte, verschiedene Käsesorten sowie andere Milchprodukte wie Quark. Neben Tryptophan sind für die Serotoninbildung auch Zink, Vitamin B_6, Folsäure und Magnesium nötig. Die folgenden Mahlzeiten und Snacks hellen die Stimmung auf, bauen Sie sie regelmässig in Ihren Menüplan ein:

- Joghurt mit Weizenkeimen
- Nüsslisalat mit gerösteten Kernen, Mozzarella und Ei
- Gschwellti mit Käse und grünem Salat
- Vitello tonnato mit Salat und Roggenvollkornbrot
- Müesli mit Haferflocken, Quark, etwas Honig, Bananen und Himbeeren
- täglich eine Handvoll Nüsse

Bewegung und Tageslicht

Körperliche Aktivität ist nachgewiesenermassen wirksam bei depressiven Verstimmungen: Sport fördert zum Beispiel die Produktion stimmungs-aufhellender Hormone. Beginnen Sie mit den Rückbildungsübungen (siehe unten) oder gehen Sie mit dem Kinderwagen, dem Tragetuch oder auch mal ohne Baby an der frischen Luft spazieren. Tanken Sie täglich Tageslicht, dies fördert ebenfalls die Bildung stimmungsaufhellender Hormone.

Rückbildung mit den besten Übungen

Rückbildungsübungen? Das tönt nach Arbeit. Keine Angst, es geht jetzt nicht um Leistung. Das Ziel der folgenden Übungen ist es, sich für den eigenen, veränderten Körper zu sensibilisieren, ihn besser wahrnehmen und spüren zu können. Gleichzeitig soll der Stoffwechsel aktiviert werden. Oft ist die Haltung frischgebackener Mütter alles andere als ideal und führt zu ungewohnten Verspannungen. Auch das Stillen belastet die Muskulatur des Körpers, deshalb gilt auch hier: Lockerung bringt Linderung. Die folgenden Übungen sind zudem entspannend. Um sich entspannen zu können, hilft es übrigens, sich vorher anzuspannen. Natürlich sollen rückbildende Übungen auch mithelfen, Gebärmutter- und Blasensenkungen vorzubeugen bzw. zu lindern.

> **INFO** *Sie haben keine Zeit? Das ist verständlich, doch bedenken Sie: Es gibt nicht nur Ihr Baby, auch Sie sind wichtig. Etwas für sich selber zu tun hilft Müttern, ihre Mutterrolle besser wahrnehmen zu können. Denn nur eine Mutter, die gut zu sich selber schaut (Selbstfürsorge) und der es gut geht, kann auch gut für andere sorgen. Übrigens beträgt der Zeitaufwand für die Rückbildung lediglich zehn bis zwanzig Minuten pro Tag.*

Wann ist der ideale Zeitpunkt, um mit den Rückbildungsübungen zu beginnen? Sobald die Dammnaht und die Kaiserschnittnarbe abgeheilt sind. Bei den meisten Frauen ist dies etwa nach zwei Wochen der Fall. Sprechen Sie das geplante Programm mit Ihrer Hebamme oder mit der Gynäkologin ab. Starten Sie vorsichtig und behutsam, stoppen Sie umgehend, wenn etwas schmerzt oder sich unangenehm anfühlt.

TIPP *Machen Sie sich im ersten Monat keine Gedanken über den Umfang und die Anzahl der Trainings. Tun Sie, worauf Sie Lust haben und solange Sie mögen. Mit einer Ausnahme: Trainieren Sie jeden Tag den Beckenboden. Dies können Sie bestens in den Alltag integrieren (siehe Seite 62).*

Sanftes Training für den Beckenboden

Fakt ist: Ein starker Beckenboden ist das A und O fürs spätere Training. Er muss vor allem anderen trainiert werden. Denn eine untrainierte Beckenbodenmuskulatur fördert das Risiko, sich zu überlasten oder Schmerzen zu bekommen.

Der Beckenboden hält die Blase und die Gebärmutter und sorgt dafür, dass Wasser, Luft und Stuhl gehalten werden können, beugt also Inkontinenz vor. Durch Schwangerschaft und Geburt wurde er stark belastet. Vielleicht können Sie den Beckenboden nach der Geburt nicht mehr so gut spüren und schon gar nicht anspannen. Die Schwangerschaft hat gewisse Gelenke gelockert und Bänder überdehnt. Viele Muskelgruppen standen unter einem grossen Druck, und auch die Haltung war anders als normal, weil der Bauch nach unten gezogen hat. Nun muss sich alles neu stabilisieren, normalisieren und wieder stark werden.

 INFO *Spätestens nach drei Monaten sollten Sie eine Verbesserung des Beckenbodens spüren. Kontaktieren Sie Ihren Arzt, wenn dies nicht der Fall ist. Sprechen Sie eine allfällige Inkontinenz sofort an – es muss nicht sein, dass Sie Wasser oder Stuhl verlieren. Je früher in einem solchen Fall eine Behandlung beginnt, umso besser.*

Beckenboden anspannen. Die folgende Übung ist jetzt die allerwichtigste. Sie kommt vor allem anderen, das Sie trainieren möchten. Das Ziel: den Beckenboden bei jedem Lachen, Niesen, Hüpfen und im Training automatisch anspannen zu können.

Versuchen Sie, den Beckenboden wahrzunehmen (siehe Seite 58). Jetzt spannen Sie ihn kurz an – halten – entspannen. Erschrecken Sie nicht, wenn Ihnen bei dieser Übung am Anfang nur eine schwache Anspannung gelingt. Wichtig ist erst einmal, dass Sie den Unterschied zwischen Spannung und Entspannung spüren. Mit der Zeit wird Ihr Beckenboden immer kraftvoller. Vielleicht klappt es am Anfang auch nicht, auf fünf zu zählen. Hören Sie dann schon bei zwei oder drei auf. Steigern Sie die Dauer und die Intensität langsam, sobald Sie so weit sind.

Wirkung: Hilft, den Beckenboden wieder wahrzunehmen.

 ACHTUNG *Jetzt sind Kniebeugen noch tabu. Sie müssten dafür Ihr Becken öffnen und belasten. Drücken Sie in den ersten Wochen nach der Geburt die Beine zusammen, wenn Sie sich hinsetzen oder bücken.*

Die ersten ganzheitlichen Rückbildungsübungen

 Aufwärmen. Stehen Sie barfuss hüftbreit auf eine rutschfeste Unterlage bzw. auf den Boden. Versuchen Sie nun sanft, den Beckenboden anzuspannen (siehe Seite 103). Bewegen Sie die Hüfte nach rechts, lösen Sie langsam die Anspannung im Beckenboden und führen Sie das Becken zurück in die Mitte. Nun den Beckenboden wieder anspannen und in Richtung Kreuzbein bewegen, Spannung lösen und zurück in die Mitte. Dasselbe nun nach links, dauernd im Wechsel Spannung-Entspannung, rechts, Mitte, Kreuzbein, links. Am besten zu guter, nicht zu schneller Tanzmusik.

Wirkung: Wärmt den ganzen Körper auf, lockert, fördert die Durchblutung.

———

Schneidersitz. Setzen Sie sich in den Schneidersitz, das Gewicht ruht auf den Sitzbeinhöckern. Eventuell geht dies besser, wenn Sie sich vorerst auf ein Kissen setzen. Halten Sie die Wirbelsäule und den Kopf gerade. Legen Sie die Hände auf die Knie (Lotushaltung). Zwinkern Sie nun ein paar Mal mit den Augenlidern, danach ein paarmal mit dem Beckenboden (kurzes Anspannen-Loslassen-Anspannen).

Wirkung: Sensibilisiert die Beckenbodenmuskulatur, richtet die Wirbelsäule auf.

———

Schmetterling. Legen Sie sich auf den Rücken, je ein Kissen links und rechts neben den Oberschenkeln. Nun die Knie links und rechts hochziehen und dabei die Fusssohlen zusammenpressen. Kissen sollen unter den Knien liegen. So bilden die Beine je einen Schmetterlingsflügel. Hände auf den Bauch legen und tief ein- und ausatmen. Sie können diese Übung auch mit dem Baby auf ihrer Brust liegend (in Bauchlage halten) durchführen. Bleiben Sie so lange, wie es Ihnen angenehm ist.

Wirkung: Löst Spannungen im vielleicht noch schmerzenden Dammbereich und im Beckenboden, lockert die Lendenwirbelsäule und die Hüftmuskulatur.

Links-rechts. Legen Sie sich auf den Rücken, stellen Sie die Beine angewinkelt dicht nebeneinander auf, Füsse auf dem Boden. Handinnenflächen zeigen nach oben, Arme locker neben dem Körper. Beckenboden anspannen, Schulterblätter etwas nach hinten ziehen. Nun die Knie aneinanderdrücken und langsam nach links zum Boden sinken lassen. Kopf gleichzeitig nach rechts drehen. Tief ein- und ausatmen und Kopf sowie Knie in Ausgansposition zurückführen. Nun dasselbe nach rechts. 6- bis 9-mal wiederholen.

Wirkung: Stärkt den Beckenboden, mobilisiert die Wirbelsäule, lockert die untere Rückenmuskulatur.

Propeller. Ausgangsposition wie bei der Links-rechts-Übung. Ziehen Sie den Bauchnabel sanft zur Wirbelsäule, pressen Sie die Arme gegen den Boden. Nun atmen Sie tief ein und strecken vorsichtig das rechte Bein schräg nach oben. Die Hüften bleiben am Boden. Nun den erhobenen Fuss 5-mal im Uhrzeigersinn und danach 5-mal im Gegenuhrzeigersinn kreisen lassen (wie ein Propeller, kleine Kreise ausführen). Zurück auf den Boden stellen. Nun dasselbe mit dem linken Bein. Je 5-mal wiederholen.

Wirkung: Stabilisierung der Körpermitte, Training der Rückenmuskulatur.

Hoch das Gesäss. Legen Sie sich bäuchlings auf den Boden, ein Kissen unter den Hüften. Legen Sie die Hände stützend unter Ihren Kopf auf den Boden, achten Sie dabei auf eine entspannte Haltung (v.a. im Schulterbereich). Beine überkreuzen, fest zusammenpressen und Zehen fest gegen den Boden drücken, der Oberkörper bleibt möglichst locker. Atmen Sie tief ein und aus. Mindestens 10 Sekunden lang halten, dann lösen. Wiederholen Sie die Übung 6-mal.

Wirkung: Fördert die Rückbildung und gute Positionierung der Gebärmutter, kräftigt den Beckenboden.

Lunges easy. Knien Sie sich hin. Wirbelsäule gerade, Kopf aufgerichtet. Nun das linke Bein vorne aufstellen, die linke Hand berührt die Innenseite des Sitzbeinhöckers, einatmen, Muskulatur anspannen, den Sitzbeinhöcker gegen den Widerstand der linken Hand zur Mitte ziehen. Spannen und entspannen. Nun dasselbe mit dem andern Bein. 6 Wiederholungen.

Wirkung: Trainiert die Beckenbodenmuskulatur.

Beckenkippen. Stellen Sie sich aufrecht hin, Füsse hüftbreit. Leicht in die Knie gehen, Hände in der Taille abstützen (A). Nun sanft das Becken nach vorn und wieder zurück bewegen, danach nach links und nach rechts. (B) Spannen Sie den Beckenboden an, wenn das Becken nach hinten gekippt wird. Spannung halten, das Schambein nach vorne Richtung Bauch führen, sodass das Becken nach vorne kippt. Ausatmen und den Beckenboden entspannen. Wiederholen Sie ab (B) 6-mal.

Wirkung: Stärkt die Beckenbodenmuskulatur.

Bonbons runterholen. Stellen Sie sich aufrecht hin, Füsse dicht nebeneinander. Stellen Sie sich vor, Ihre Wirbelsäule und Ihr Hinterkopf würden an einer Schnur nach oben gezogen. Falten Sie die Hände vor der Brust, drücken Sie die Handflächen zusammen und atmen Sie ein (A). Strecken Sie die Arme nach oben, atmen Sie aus. Strecken Sie die Hände abwechselnd links und rechts so nach oben, wie um Bonbons von der Decke zu holen. Dann Hände wieder vor die Brust. 6-mal wiederholen.

Wirkung: Fördert die Konzentration, verbessert die Atmung, streckt die Wirbelsäule, hilft gegen Verspannungen.

Stellung des Kindes. Auf die Knie gehen, Zehen gestreckt, Wirbelsäule aufgerichtet. Entspannen Sie nun die Schultern und beugen Sie den Oberkörper nach vorne, bis die Stirn den Boden berührt. Die Arme liegen eng am Körper, die Handinnenflächen zeigen nach oben. Tief ein- und ausatmen. Lassen Sie das Gewicht Ihrer Arme und Schultern bewusst nach unten sinken. Bleiben Sie einige Sekunden in dieser Position.

Wirkung: Entspannt den Geist, den Beckenboden und den Rücken.

Auch die **Muschelübung** eignet sich jetzt (siehe dazu das Video unter www. beobachter.ch/mami_06, Seite 124).

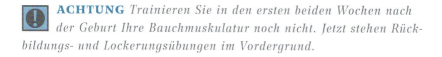 **ACHTUNG** *Trainieren Sie in den ersten beiden Wochen nach der Geburt Ihre Bauchmuskulatur noch nicht. Jetzt stehen Rückbildungs- und Lockerungsübungen im Vordergrund.*

Der Rücken, die Brust, der Bauch und die Haltung

Am Ende der Schwangerschaft neigen die meisten Frauen dazu, im Rücken rund zu werden. Da der grosse Bauch Sie nach vorne zog, mussten Sie sich beim Geschirrwaschen oder bei der Arbeit am Computer nach vorne beugen. Nach der Geburt wird es nicht besser, weil Sie Ihr Baby auf dem Arm tragen und sich schützend über es beugen. Die Folge: Die Brustmuskulatur wird immer verspannter und verkürzter, die Rückenmuskulatur überdehnt und schlaff.

Jetzt ist es wichtig, die eigene Haltung wieder zu spüren, neu kennenzulernen und neu anzupassen. Dazu eignet sich die folgende Wahrnehmungsübung:

Übung zur Wahrnehmung der eigenen Haltung. Gehen Sie rückwärts langsam an die Wand zurück und stellen Sie sich die Frage: Welcher Körperteil berührt zuerst die Wand? Welcher zuletzt? Wie muss ich mich bewegen, dass möglichst viel von meinem Rücken an der Wand anliegt? Wie muss ich mich bewegen, dass möglichst wenig von meinem Rücken an der Wand anliegt? Welche Rolle spielen dabei meine Füsse, meine Beine, mein Becken, meine Schultern, mein Kopf? Was sieht gut aus, was weniger? Was fühlt sich gut an, was nicht?
Wirkung: Fördert eine gute, gerade Rückenhaltung.

Dem Rücken Sorge tragen
Die Rumpfmuskulatur besteht hauptsächlich aus Rücken- und Bauchmuskeln und stützt Ihren Körper wie ein Korsett. Sie stabilisiert die inneren Organe, macht die Wirbelsäule beweglich und sorgt für eine gute Körperhaltung. Vielleicht fühlen Sie sich jetzt verspannt, sind mit Ihrer Haltung unzufrieden. Schliesslich müssen die geraden Bauchmuskeln wieder ihren ursprünglichen Platz einnehmen können. Bauch- und Rückenmuskeln arbeiten eng zusammen: Sind die einen zu stark trainiert und die andern zu schlaff, verursacht dies Probleme. Nach der Schwangerschaft müssen bei-

de wieder neu gestärkt werden. Wichtig ist es, den Rücken nicht noch zusätzlich ungesund zu belasten.

Die besten Tipps für den Rücken:

- **Rundrücken vermeiden.** Halten Sie Ihr Kind möglichst dicht am Körper. Halten Sie sich dabei möglichst gerade, stellen Sie sich vor, dass Sie die Schulterblätter bis zum Gesäss herunterziehen. Versuchen Sie, den Bauchnabel in Ihrer Vorstellung wie einen Druckknopf an der Wirbelsäule anzuknipsen. Dadurch spannen Sie den Bauch etwas an. Beugen Sie nur den Kopf nach vorne (Doppelkinn machen) anstatt die ganze obere Rückenpartie.
- **Bäuerchenhaltung.** Legen Sie sich Ihr Baby über eine Schulter, stützen Sie sein Köpfchen, bis es in der Lage ist, es selber stabil zu halten. Damit trainiert Ihr Baby seine Nackenmuskulatur und lernt, seine Kopfhaltung besser zu kontrollieren. Ihr eigener Rücken bleibt gerade.
- **Seitenwechsel.** Viele Mütter tragen ihr Baby nur auf einer Seite. Wechseln Sie bewusst ab, damit Ihre Muskulatur gleichmässig trainiert wird und Sie keine Verspannungen durch die immer gleiche Fehlhaltung entwickeln.
- **Autositz ade.** Das Baby im Autositz herumzutragen ist für den Rücken sehr ungünstig. Kaufen Sie besser einen Kinderwagen mit entsprechenden Adaptern für den passenden Autositz (siehe Kasten Seite 120).
- **Tragetuch variieren.** Mit einem Tragetuch haben Sie die Hände frei und verteilen das Gewicht des Babys optimal an Ihrem Körper. Wechseln Sie die Bindungsweisen regelmässig ab, um Fehlhaltungen und einseitige Belastungen zu vermeiden.
- **Stolze Frau.** Sie sind eine selbstbewusste, stolze Frau. Das darf man Ihrer Haltung ansehen. Schauen Sie geradeaus, heben Sie den Kopf, wie wenn jemand Ihren Hinterkopf mit einer Schnur zur Decke hinaufziehen würde. Dies verbessert sofort Ihre Haltung.
- **Hängen lassen.** Lassen Sie den Rücken hängen, wann immer Sie eine Möglichkeit dazu finden. Diese Übung ist Balsam für die Bandscheiben, die den ganzen Tag zusammengedrückt werden. So lösen sich Blockaden ganz von allein. Suchen Sie sich eine Reckstange, einen gut tragenden Ast, eine Vorrichtung auf einem Kinderspielplatz oder einen breiten Türrahmen, an den Sie sich hängen können. Halten Sie die Hände schulterbreit auseinander und lösen Sie die Füsse vorsichtig vom Bo-

den. Atmen Sie dazu tief ein und aus. Stellen Sie sich bildlich vor, wie sich die gestressten Wirbel und Bandscheiben langsam lockern und entspannen dürfen. Lassen Sie sich mit jedem Atemzug etwas tiefer sinken. Sobald Ihre Hände müde werden, lassen Sie los und spüren noch etwas nach.

Hilfe für die Brustmuskulatur

Verspannte und verkürzte Brustmuskeln sind alles andere als angenehm. Durch das Stillen verschärft sich das Problem oft zunehmend. Vielleicht spüren Sie dies nicht direkt an der Brustmuskulatur, sondern an einer immer stärker verspannten Nackenmuskulatur. Jetzt gilt es, Gegensteuer zu geben, indem Sie die Brustmuskulatur dehnen und öffnen.

Überprüfen der Schulterhaltung. Stellen oder setzen Sie sich gerade vor einen Spiegel. Richten Sie Ihren Blick auf Ihre Schultern. Schieben Sie die Schultern nach vorne und ganz nach hinten. Suchen Sie die Mittelposition. Ziehen Sie die Schultern ganz nach oben, drücken Sie sie danach ganz nach unten. Suchen Sie auch hier die entspannte Mittelposition. Vielleicht merken Sie erst jetzt, dass Sie eine Schulter höher oben hielten als die andere oder dass Sie beide Schultern angespannt und etwas hochgezogen haben. Dies geschieht sehr rasch und unbewusst, wenn Sie gestresst sind. Heben Sie Ihre Arme seitwärts links und rechts gestreckt auf Schulterhöhe. Nun ziehen Sie die Schulterblätter zusammen, bis Sie eine Dehnung der Brustmuskulatur verspüren, während Sie tief ein- und ausatmen. Einige Sekunden halten und die Arme langsam wieder absenken. Wiederholen Sie die Übung 6- bis 9-mal.

Wirkung: Hilft, verspannte Schultern als solche wahrzunehmen und eine stärker hochgezogene Schulter (z. B. durch Tragen einer Tasche) zu erkennen.

—

Entspannende Rückenübung. Legen Sie sich mit dem Rücken auf eine Matte und schieben Sie ein kleines Kissen oder ein gefaltetes Handtuch unter Ihren Kopf und unter Ihren Schulterbereich. Legen Sie die Arme schräg zur Seite, die Handflächen zeigen nach oben. Atmen Sie ruhig und tief. Verharren Sie so lange in dieser Position, wie Sie mögen. Versuchen Sie, einen Moment lang abzuschalten und innezuhalten.

Wirkung: Entlastet den Rücken.

Der Bauch

So früh nach der Geburt sollten Sie Ihre Bauchmuskeln noch nicht trainieren. Vor allem das Training bzw. die Belastung der geraden Bauchmuskeln ist tabu. Weil die Gebärmutter so stark gedehnt wurde, kann es sein, dass sich diese auseinanderbewegt haben – man spricht in diesem Fall von einer Rektusdiastase (siehe Kasten). Zum Glück ziehen sich die geraden Bauchmuskeln und die Sehnen dazwischen bei den meisten Frauen in den Wochen nach der Geburt wieder zusammen.

Damit dies problemlos geschieht, sollten Sie jetzt alle Bewegungen vermeiden, welche die geraden Bauchmuskeln belasten.

- Erheben Sie sich aus der Liegeposition so, dass Sie sich erst auf die Seite drehen und dann erst aufrichten. Keine Sit-ups!
- Machen Sie keine Übungen, bei denen der Bauch zum Boden zeigt, wie Planks oder Liegestützen.

Eine bleibende Rektusdiastase kann zu Schmerzen im Becken und im Rücken führen, die Verdauung beeinträchtigen oder sogar einen Bauchwand- oder Nabelbruch verursachen. Testen Sie, ob Sie eine Rektusdiastase haben (siehe Kasten unten) – nach der Geburt ist dies kein Grund zur Sorge. Wiederholen Sie den Test nach zwei und vier Wochen. Wenn sich die Bauchmuskeln dann immer noch nicht zusammengezogen haben oder wenn mehr als drei Finger in die Lücke zwischen den geteilten geraden Bauchmuskeln passen, fragen Sie Ihren Arzt oder eine Physiotherapeutin um Rat.

TEST REKTUSDIASTASE

Mit dem folgenden Test können Sie überprüfen, inwieweit sich Ihre geraden Bauchmuskeln zusammengezogen haben. Legen Sie sich mit aufgestellten Beinen auf den Rücken, ziehen Sie die Füsse dabei möglichst nahe ans Gesäss. Setzen Sie drei Fingerspitzen einige Zentimeter oberhalb des Nabels quer auf den Bauch, Handinnenfläche zu Ihrem Gesicht gedreht. Legen Sie die andere Hand in den Nacken, stützen Sie ihn und heben Sie nun vorsichtig den Kopf an (Schultern bleiben am Boden). Drücken Sie zeitgleich sanft die Finger in den Bauch. Wenn nur zwei oder ein Finger in die Lücke der geraden Bauchmuskeln passen, haben Sie keine Rektusdiastase. Dann ist alles in Ordnung. Sind es drei oder mehr Finger, die hineinpassen, oder schmerzt dieser Test, sollten Sie die Ärztin aufsuchen. ■

Absolut gut geeignet sind alle Übungen, die Ihre Rumpfmuskulatur aktivieren. Sie sorgen dafür, dass die geraden Bauchmuskeln und die daran befestigten Sehnen an ihren Platz zurückfinden und sich die Lücke schliesst.

So aktivieren Sie Ihre Rumpfmuskulatur. Legen Sie sich auf eine Matte auf den Rücken. Schieben Sie ein zusammengerolltes Frotteetuch unter Ihre Kniekehlen. Die Hände liegen locker auf dem Bauch. Atmen Sie nun tief ein und spannen Sie beim Ausatmen gleichzeitig den Beckenboden und den Bauch an. Vielleicht hilft es Ihnen, sich vorzustellen, dass Sie wirklich alle noch so kleinen Muskeln um die Wirbelsäule herum anspannen, so ähnlich wie einen breiten Gürtel, der langsam und stetig zugezogen wird. Halten Sie diese Anspannung 5 Sekunden lang. Sobald Sie wieder einatmen, lösen Sie die Spannung und entspannen Sie Bauch, Beckenboden und Rücken. Wiederholen Sie diese Übung 6- bis 9-mal.

Wirkung: Hilft, sich der Rumpfmuskulatur bewusst zu werden.

Gut durch die Stillzeit

Stillen ist optimal für die Figur, das Gewicht und die Rückbildung. Für die Milchbildung benötigen Mütter zusätzliche Energie. Die Menge der produzierten Milch sowie deren Zusammensetzung variieren übrigens von Frau zu Frau. Man schätzt, dass über eine Stilldauer von sechs Monaten eine Milchmenge von knapp 0,9 Litern pro Tag produziert wird. In den ersten Wochen wird während der Schwangerschaft gespeichertes Fett zur Energiegewinnung für die Muttermilch abgebaut, danach vorwiegend Energie aus der Nahrung.

 TIPP *Wer nicht stillt, sollte nach der Geburt wieder weniger essen als während der Schwangerschaft.*

Tipps für stillende Mütter
Jetzt spielen eine optimale Ernährung und genügend Entspannung eine wichtige Rolle. Stillen braucht Energie – kalorienmässig und emotional. Das kann Ihnen jetzt helfen:

■ Essen Sie ab der Geburt genügend Fisch, nehmen Sie ein Fischölpräparat.

- Sie müssen nicht von vornherein Lebensmittel weglassen, nur weil Sie denken, Ihr Kind vertrage sie nicht. Wenn es auf etwas Bestimmtes reagiert, können Sie es immer noch vom Menüplan streichen. Gestillte Babys vertragen in der Regel, was ihren Müttern während der Schwangerschaft guttat.

- Solange Sie stillen, sollten Sie nicht extra abnehmen. Purzeln ein paar Kilos von selbst, ist das in Ordnung.

- Wahrscheinlich haben Sie manchmal Stimmungsschwankungen und viel mehr Lust auf Süsses. Lesen Sie das Kapitel «Sie haben Lust auf Süsses», Seite 148).

- Solange Sie stillen, sollten Sie Ihr Multivitamin-Mineralstoffpräparat weiter nehmen. Ihr Bedarf an fast allen Nährstoffen ist erhöht.

- Sind Sie todmüde nach einer strengen Nacht? Beginnen Sie den Tag mit frischen Früchten und viel Flüssigkeit. So kommen Sie rasch wieder auf Touren.

- Trinken Sie genug. Sie benötigen Flüssigkeit, um die Muttermilch zu produzieren, und Sie schwitzen mehr. Aber bitte keine zuckerhaltigen Getränke!

- Essen Sie mindestens fünf Portionen Früchte, Gemüse und/oder Salat pro Tag. Das bekommt Ihrer Figur und Ihrem Vitaminhaushalt.

- Achten Sie auf eine ausreichende Eiweisszufuhr (Fleisch, Fisch, Eier, Hülsenfrüchte, Milchprodukte), diese sättigen besonders gut und lange.

- Konsumieren Sie täglich drei Portionen Milch und Milchprodukte. Milch ist einer der besten Kalziumlieferanten. In den letzten Jahren haben verschiedene Studien den fettverbrennenden Effekt von Kalzium untersucht. Es gibt überzeugende Beweise dafür, dass viel Kalzium zum Essen die Fettverbrennung direkt nach einer Mahlzeit, vielleicht sogar für den ganzen restlichen Tag, ankurbelt. Wenn Sie Milch nicht vertragen, greifen Sie zu einem kalziumreichen Mineralwasser.

- Vielleicht stillen Sie gerne im Liegen. Dann können Sie sich etwas erholen und vielleicht gleichzeitig etwas lesen, während das Baby trinkt. Kaufen Sie sich ein gutes Stillkissen. Es wird Ihrem Baby auch nicht schaden, wenn Sie während des Stillens mal fernsehen. Hauptsache, es geht Ihnen gut dabei und Sie können etwas entspannen.

- Gönnen Sie sich immer wieder etwas Gutes für sich allein (Schaumbad, Coiffeurbesuch, Mittagsschlaf, Lesen). Je besser es Ihnen als Mutter geht, umso weniger essen Sie über Ihr Bedürfnis.

TIPPS *Rund um den Milcheinschuss und das Stillen ist es sehr wichtig, dass keine Brustentzündung auftritt. Achten Sie darauf, dass die Milchdrüsen gleichmässig geleert werden, allenfalls mit sanftem Ausmassieren und mit einem Wechsel der Stillposition. Immer gut: ein Vorrat an Magerquark im Kühlschrank. Damit lassen sich hervorragend kühlende und entzündungshemmende Quarkwickel machen, die gereizte Brustregionen kühlen: Quark auf Gazewindel streichen, einschlagen, so lange auf der Brust belassen, bis der Quark warm wird.*

Bevor Sie bei Stillproblemen aufgeben, suchen Sie professionelle Hilfe. Einige Adressen finden Sie im Anhang.

Stillen in der Öffentlichkeit

Stillen, wo Fremde zusehen können? Das polarisiert. Ein vor Hunger schreiendes Baby aber auch. Diese Tipps helfen:

- Suchen Sie sich unterwegs rechtzeitig, bevor es akut wird, einen Platz, an dem Sie möglichst in Ruhe stillen können. Fragen Sie im Restaurant, ob Sie sich irgendwohin zurückziehen können. Je familienfreundlicher der Ort, umso akzeptierter ist das Stillen (Spielplatz, Familienhotel oder -restaurant, siehe z. B. mamamap.ch). Auch immer gut: Stillen in der freien Natur, im Wald, auf einer Wanderung an einem ruhigen Plätzchen.

STILLEN HAT VIELE VORTEILE

Muttermilch schützt Babys noch lange davor, übergewichtig zu werden (siehe Seite 114), und mindert ihr Risiko, später an Typ-2-Diabetes oder Herz-Kreislauf-Krankheiten zu leiden. Zusätzlich hilft Vollstillen in den ersten vier Lebensmonaten, Allergien zu vermeiden. Aber Muttermilch bzw. das Stillen hat noch viele weitere Vorteile:

- optimale Nahrungszusammensetzung
- optimale Darreichungsform (hygienisch einwandfrei, wohltemperiert, immer verfügbar)
- vermindertes Risiko für Durchfall, Mittelohrentzündung und späteres Übergewicht
- Vorteile für die Mutter: raschere Rückbildung, Risikominderung für Brust- und Eierstockkrebs
- Förderung der emotionalen Bindung zwischen Mutter und Kind

- Überlegen Sie sich vor dem Verlassen des Hauses, welche Kleidung für das Stillen unterwegs am zweckmässigsten ist. Ungeeignet sind ganze Kleider; alles, was zweiteilig ist, insbesondere Blusen, eignet sich besser.
- Das Tragetuch, eine Jacke oder eine Gazewindel können als Sichtschutz dienen.
- Nehmen Sie beim Stillen, aber auch beim Wickeln Rücksicht auf das Empfinden anderer Menschen, die vielleicht keine nackte Haut sehen möchten.
- Ihr Baby trinkt am ruhigsten, wenn auch Sie entspannt und ungestört sind und sich nicht noch dafür rechtfertigen müssen, weil Ihnen jemand reinredet.

Stillen – aber wie lange?

Rund um die Allergieprävention hat ein Umdenken stattgefunden: Heute ist nicht mehr sicher, ob ein über vier Monate hinausgehendes ausschliessliches Stillen tatsächlich Allergien vorbeugen kann. Inzwischen gibt es sogar Hinweise, dass eine längere Vollstillzeit und damit eine spätere Einführung der Beikostfütterung eher zu mehr Allergien führen könnten. Dies gilt offenbar vor allem für die Entwicklung einer frühkindlichen atopischen Dermatitis (Ekzeme, Neurodermitis). Frühe Beikosteinführung kann gemäss heutigem Wissensstand als Training für das Immunsystem aufgefasst werden. Trotzdem sollten Sie parallel dazu weiterstillen. Muttermilch hat schliesslich viele weitere Vorteile.

TIPP *Milch abpumpen? Probieren Sie es rechtzeitig vor Wiederaufnahme der Berufstätigkeit oder dem ersten geplanten Ausgang ohne Baby aus. Nicht alle Frauen pumpen gerne ab, und viele Babys trinken die abgepumpte Milch nur dann, wenn sie ihnen von jemand anderem als der Mutter geschöppelt wird, denn direkt ab der Quelle schmeckt sie einfach am besten.*

Dank Muttermilch kein Übergewicht

Wahrscheinlich schützt Stillen bzw. Muttermilch das Baby gegen späteres Übergewicht, weil es vor zu schneller und zu grosser Gewichtszunahme im Säuglingsalter bewahrt. Mitverantwortlich für das langsamere Wachstum ist der im Vergleich zu Säuglingsnahrungen geringere Eiweissgehalt in der Muttermilch. Auf alle Fälle zeigen neue Studien aus Dänemark, dass bei gestillten Säuglingen der Blutspiegel an wachstumsfördernden Hormonen (Insulin und IGF-1) niedriger ist als bei Kleinkindern, die gekaufte Säuglingsmilch erhalten. Kinder, die bis zum neunten Lebensmonat gestillt oder teilgestillt werden, wiegen gemäss Studien bis zum 18. Lebensmonat weniger als nicht so lange gestillte.

INFO *Einige Studien zeigen sogar bei Kindern bis zum Alter von zwei Jahren, dass eine verminderte Eiweisszufuhr – also Muttermilch statt gekaufter Säuglingsmilch – die Gewichtszunahme normalisiert. Wenn Sie Ihr Kind also bis zum zweiten Geburtstag stillen möchten, tun Sie damit etwas Gutes.*

TIPP *Sie können oder wollen nicht stillen? Ihr Kind gedeiht auch mit einer gekauften Säuglingsmilch gut. Zudem ist Stillen zwar ein wichtiger, aber in einer Reihe ganz verschiedener Faktoren längst nicht der einzige, der Übergewicht vorbeugen kann.*

Wichtiges Vitamin D für Mami und Kind

Wenn stillende Mütter über ausreichend Vitamin D verfügen würden, würde mit der Muttermilch auch das Kind versorgt. Da aber die allermeisten Mütter einen dramatischen Mangel haben, ist die Muttermilch sehr arm an Vitamin D. Umso wichtiger ist dann, dass dieses Vitamin über die Haut des Kindes gebildet wird. Doch dies ist für Mami und Baby in unseren Breitengraden vor allem im Winterhalbjahr nicht möglich, weil die Sonneneinstrahlung die notwendige Mindestintensität nicht erreicht. Und im Sommer schützt eine starke Sonnencreme Babys Haut – auch sie bremst die Bildung von Vitamin D. Deshalb werden für Babys standardmässig Vitamin-D-Tropfen empfohlen – es ist wichtig, dass Sie diese regelmässig verabreichen. Auch für Sie ist das Vitamin zentral: Ob Sie unterversorgt sind, kann Ihnen Ihre Ärztin sagen und Ihnen Massnahmen empfehlen.

Stillen und Sport

Da sich die überdehnten Bänder, die Gebärmutter und der Beckenboden erst wieder zurückbilden und neu straffen müssen, sollten sich auch sportliche Frauen nach der Geburt einige Wochen zurückhalten und zuerst den Beckenboden wieder trainieren, bevor sie zu anderen Aktivitäten wechseln. Stillen hingegen ist kein Grund, auf Sport zu verzichten. Ihre Brust ist jetzt zwar grösser und schwerer. Deshalb lohnt es sich, einen bequemen, nicht einengenden, aber dennoch gut stützenden BH zu tragen.

Warnungen wie diejenige, dass die Milch durch Sport sauer wird, können Sie getrost vergessen. Wenn Sie sich nicht allzu arg strapazieren, schmeckt Ihre Milch dem Baby genauso gut. Dennoch lohnt es sich, vor dem Sport zu stillen, denn eine leere Brust ist leichter, fühlt sich besser an und belastet den Rücken weniger. Bedenken Sie zudem, dass Sie während der Stillzeit eher mehr schwitzen und sowieso mehr Flüssigkeit für die Milchbildung benötigen. Kommt der Schweissverlust durch den Sport hinzu, kann es eng werden. Trinken Sie deshalb unbedingt regelmässig und genug. Ein Flüssigkeitsmangel kann die Milchmenge reduzieren.

TIPP *Meiden Sie während der Stillzeit öffentliche Whirlpools und Kinderplanschbecken, um einer Brustentzündung durch unerwünschte Keime vorzubeugen. Sehr kühles Wasser könnte die Milchmenge beeinträchtigen, deshalb eher in wärmerem Wasser schwimmen.*

Stress lass nach: Was Ihnen helfen kann

Immer fürs Kind da zu sein, die neue Verantwortung, der Anspruch an sich selbst, rasch wieder gut auszusehen: Das alles kann Stress verursachen. Stress wiederum hat einen Einfluss auf die Milchbildung und damit aufs Stillen. Sie schlafen vielleicht noch weniger, weil Sie nach dem Versorgen Ihres Babys, das Sie geweckt hat, viel nachdenken. Vielleicht machen Sie sich Sorgen, ob Sie eine gute Mutter sind – und wie Sie wieder Zeit für sich selbst freischaufeln können. Leider verschwindet Stress nicht auf Knopfdruck. Aber es gibt eine Reihe von Massnahmen, die Ihnen helfen können, Ihr inneres Gleichgewicht wieder zu finden. Befolgen Sie auch den Tipp auf Seite 97 (Babyblues).

Raus ins Grüne
Durch Bewegung werden Stresshormone abgebaut, der Blick ins Grüne entspannt. Falls Sie Ihr Baby nicht tragen möchten, machen Sie täglich mindestens einen Spaziergang mit dem Kinderwagen. Lassen Sie es am

Anfang bei 10- bis 15-minütigen langsamen Spaziergängen bewenden, damit Sie den Beckenboden nicht überanstrengen. Sobald sich Ihr Unterleib schwer anfühlt oder schmerzt, sollten Sie wieder daheim sein oder eine Pause machen. Vielleicht gefällt es Ihnen aber besser, Ihr Baby zu tragen. Kaufen Sie eine gute Babytrage oder ein Tragetuch.

 TIPP *Wickeln Sie Ihr Kind, füttern Sie es und rein in die Tragehilfe. Bald wird das Kleine aufstossen können, die Wärme Ihres Bauches lindert etwaige Bauchschmerzen, das Wiegen beim Gehen entspannt es, und es schläft garantiert bald ein. Jetzt haben Sie Zeit für sich. Lassen Sie die Gedanken schweifen, packen Sie unliebsame, sorgenvolle Gedanken in die nächste Wolke am Himmel und schicken Sie sie weg von sich. Diese Visualisierung hilft Ihnen, zur Ruhe zu kommen.*

Baby tragen

Mittlerweile wurde durch viele Studien bewiesen: Getragene Babys sind zufriedener, und sogar «Schreikinder» lassen sich in vielen Fällen durch konsequentes längeres Tragen beruhigen. Aber auch pflegeleichte Babys profitieren vom Getragenwerden. Der körperliche Kontakt und die Nähe zu den Eltern fördern die kindliche Entwicklung, insbesondere diejenige des Gleichgewichtssinnes. Die Kinder sind überall dabei und beobachten aufmerksam das Geschehen. Wenn sie müde sind, schlafen sie selbst bei lauter Umgebung ruhig ein. Getragene Babys machen die Bewegungen des Elternteils mit und hören den Herzschlag von Mama oder Papa, die Bindung zwischen Eltern und Kind wird gefördert.

INFO *Ängste wie «Tragen verwöhnt das Kind» oder «getragene Kinder bekommen einen Rückenschaden» sind wissenschaftlich längst widerlegt, ebenso die Befürchtung, das Baby werde im Tuch oder Tragebeutel nicht ausreichend mit Sauerstoff versorgt. Das Gegenteil trifft zu: Getragene Babys profitieren auch körperlich. So fördern richtig angewendete Tragehilfen die Ausreifung der Hüftgelenke.*

Wie findet man das richtige Tuch? Möchten Mama und Papa das Baby tragen, ist es je nach Grössenunterschied manchmal notwendig, zwei verschieden lange Tücher zu kaufen. Ein gutes Babytragetuch lässt sich nur diagonal dehnen, in der Länge und Breite gibt es hingegen nicht nach. Nur so ist gewährleistet, dass der Babykörper optimal gestützt ist und das Tuch das Baby satt umschliesst.

- Ein Tuch aus 100 Prozent Baumwolle ist robust, einfach zu handhaben und zu pflegen. Es lohnt sich, ein Tuch aus biologisch angebauter, schadstofffreier Baumwolle zu kaufen.
- Auch Babytragetücher mit Seiden- oder Wollanteil haben ihre Vorteile: Seide ist sehr anschmiegsam, hat einen schönen Glanz und trägt sich im Sommer besonders angenehm.
- Wolltücher wiederum sind wunderbar für die kalte Jahreszeit.
- Tücher mit Leinen- oder Hanfanteil sind anfangs etwas steif, dafür sind sie ideal fürs Tragen schwererer und grösserer Kinder.
- Jersey-Tücher wiederum sind ideal für Frühgeborene oder für besonders kleine und zarte Babys. Tatsächlich ist ein Jersey-Tragetuch viel elastischer als ein gewebtes Tragetuch. Es muss aber unbedingt so gebunden werden, dass drei Lagen Stoff das Baby umschliessen. Nur so ist die notwendige Stabilität und Sicherheit Ihres Kindes gewährleistet. Tücher aus Jersey eignen sich nur für Babys bis maximal neun Kilogramm Körpergewicht.

TIPP *Kaufen Sie das Tragetuch am besten schon während der Schwangerschaft. Denn ein richtig gebundenes Tragetuch kann im letzten Schwangerschaftsdrittel Bauch und Rücken entlasten. Erfahrene Trageberaterinnen, Mütterberaterinnen oder Hebammen können Ihnen die entsprechenden Bindetechniken zeigen.*

INFO *Wie oft und wie lange darf das Baby getragen werden? Es gilt die Faustregel: Solange sich Eltern und Kind dabei wohl fühlen, ist alles im grünen Bereich. Variieren Sie hin und wieder die Bindetechniken, damit Ihr Rücken nicht einseitig belastet wird.*

Der richtige Kinderwagen

Eine der teuersten Anschaffungen für die Babyausstattung ist der Kinderwagen. Wer auf solide Qualität Wert legt, muss schnell einmal 1000 Franken in die Hand nehmen. Fehlkäufe lassen sich vermeiden, wenn man sich genügend Zeit nimmt, um das vielfältige Angebot zu studieren. Und wer einen Wagen nur deshalb kauft, weil die beste Freundin davon schwärmt, ärgert sich vielleicht im Nachhinein, weil das Gefährt die eigenen Bedürfnisse nicht abdeckt – sich der schicke Cityflitzer auf Feldwegen aufführt wie ein störrischer Esel, zum Beispiel. Manchmal misslingt die Modellwahl auch wegen falscher Vorstellungen vom Leben mit einem Baby: Schwangere träumen von ausgedehnten Spaziergängen durch Feld und Wald, aber sind sie dann mit dem Neugeborenen allein zu Hause, fehlt die Energie dazu. Oder der Stadtbummel scheint doch auf einmal attraktiver. Die Fragen im Kasten auf den Seiten 120/121 helfen Ihnen bei der Entscheidung

INFO *Buggy, Sportwagen, Kombikinderwagen – was ist was?* *Mit einem **Kombikinderwagen** können Sie Ihr Kind von Geburt an bis ca. drei Jahre chauffieren. Als Aufsatz dient je nach Alter und Funktion eine Hartschale oder eine Softtragtasche. Oder aber es gibt einen Adapter, mit dem Sie das Baby in seinem Autokindersitz aufs Gestell montieren können. Ein **Buggy** ist ein leichtes, wendiges, faltbares Modell, meist ohne Federung – er eignet sich für Kinder ab neun Monaten, die gut selbständig sitzen können. Die komfortablere und teurere Variante, wenn ein Kind sicher sitzt, ist der **Sportwagen**. Auch dieser ist in der Regel wendiger als der klassische Kinderwagen.*

Lass die Leute reden

Es ist zwar statistisch nicht erwiesen, aber gefühlt für viele Mütter eine klare Sache: Bei keinem anderen Thema kommen mehr unerbetene Ratschläge als beim «richtigen Umgang mit dem Kind». Stillt man ein Baby nicht, kommen böse Kommentare, stillt man es am falschen Ort oder zu lange, wird ebenfalls getuschelt. Egal was Sie tun, andere Menschen kommentieren es, leider nicht immer positiv. Dies kann sehr belastend sein, wenn Sie sich nach der Geburt noch nicht ganz erholt fühlen oder sich mit Ihrer neuen Rolle als Mama noch nicht völlig angefreundet haben. Oder wenn Sie selbst von Zweifeln geplagt werden, ob Sie Ihrem Kind eine gute Mutter sind.

Auf die letzte Frage gibt es eine klare Antwort: Ja, das sind Sie – ganz egal was andere sagen. Es ist Ihr Kind, und Sie haben es neun Monate lang unter Ihrem Herzen getragen und bis heute kennenlernen dürfen. Zusammen werden Sie den Weg finden und am besten spüren, was für Sie

DER PASSENDE BEGLEITER AUF VIER RÄDERN

Beantworten Sie die folgenden Fragen, um einen teuren Fehlkauf zu vermeiden:

1. Möchten Sie oft spazieren gehen (Off-Road)?

Ideal ist ein komfortabler, gut gefederter Drei-Rad-Wagen mit grossen, luftbereiften Rädern. Luftbereift bedeutet, dass Sie die Räder pumpen können. Luftkammer-Räder hingegen werden bei der Herstellung mit Luft befüllt; sie haben den Vorteil, dass sie nie Luft verlieren und etwas leichter sind, allerdings weisen sie etwas schlechtere Fahreigenschaften auf als luftbereifte Räder.

2. Bewegen Sie sich fast nur in der Stadt?

Ihr Wagen sollte wendig und leicht sein. Je leichter und schmaler er ist, umso besser können Sie ihn ins Tram oder in den Bus heben.

3. Sind Sie sehr sportlich (joggen, skaten)?

Ihr Wagen sollte drei Räder und eine Halteschlaufe haben, die verhindert, dass Ihnen der Wagen davonfahren kann; ein starres Vorderrad ist besser als ein schwenkbares. Eine professionelle Handbremse ist sinnvoll für Sportler oder Eltern, die in sehr hügeligem Gelände wohnen.

4. Haben Sie ein Auto und sind Sie oft damit unterwegs?

Ja: Probieren Sie vor dem Kauf des Wagens unbedingt aus, ob er in den Kofferraum passt! Der Wagen sollte leicht und schnell zusammenklappbar sein. Falls Sie einen Autositz haben, können Sie diesen mittels separat erhältlichem Adapter auf manchen Kinderwagengestellen anbringen. Allerdings sind Autositze als Transportlösung schlechter als ein «richtiger» Kinderwagen und deswegen nur für kurze Strecken geeignet, denn die Haltung darin ist fürs Baby nicht optimal.

Nein: Ist der Wagen von der Breite her geeignet für den Tram-, Bus- oder Zugeinstieg? Praktisch ist ein komfortabler Wagen, der ein grosses, leicht zugängliches Einkaufsnetz hat.

5. Sind Sie sehr gross oder haben Sie Rückenprobleme?

Wählen Sie einen Wagen mit einem Teleskopschieber. Damit vergrössert sich der Abstand Ihrer Beine vom Wagen mit zunehmender Schieberhöhe. Je höher oben das Baby liegt oder sitzt, umso weniger müssen Sie sich auch bücken, wenn Sie es herausheben wollen.

6. Stehen Sie morgens früh auf oder gehen Sie abends spät nach Hause?

Achten Sie darauf, dass Ihr Wagen mit reflektierenden Stoffteilen oder Reflektoren ausgestattet ist.

7. Planen Sie schon bald ein zweites Kind oder bekommen Sie Zwillinge?

Der Storch hält sich kaum an exakte Pläne. Dennoch lohnt sich in vielen Fällen die frühzeitige Anschaffung eines Geschwisterwagens. Ein älteres Kind kann bei gewissen Wagen zwar auch auf einem Trittbrett mitfahren. Das ist aber nie wirklich bequem für den stossenden Elternteil, und die Kleinen bleiben nicht immer gerne stehen, vor allem dann nicht, wenn sie eifersüchtig auf das bequem sitzende oder liegende Geschwister sind. Ideal ist auch ein Wagen, den Sie mit nur einer Hand stossen können. So haben Sie die andere Hand frei für das grössere Kind.

8. Wohnen Sie in einer oberen Etage in einem Mehrfamilienhaus ohne Lift?

Wählen Sie einen Kinderwagen, der eine Softtragetasche fürs Baby anbietet. Sie ist viel leichter als eine harte Babywanne oder Tragetasche. Heute bieten viele Kinderwagenhersteller für denselben Sportwagen beide Varianten als Zubehör an.

9. Möchten Sie einen möglichst langlebigen Kinderwagen?

Erkundigen Sie sich beim Kauf oder bei anderen Eltern nach den Erfahrungen bezüglich Robustheit und Reparaturanfälligkeit. Sie können selbst dazu beitragen, dass der Kinderwagen möglichst lange in Form bleibt: Waschen Sie die Stoffteile regelmässig gemäss Anleitung, behandeln Sie die Radachsen etwa alle sechs Monate mit Maschinenöl oder einem speziellen Spray.

10. Ist Ihr Budget beschränkt?

Es lohnt sich selten, den Wagen billig im Ausland oder im Supermarkt zu kaufen, da Sie dann bei allfälligen Reparaturen Probleme haben könnten. Eine gute Alternative ist, einen passenden Markenkinderwagen in der Börse oder per Internet zu suchen. Viele Eltern benötigen heute den Kinderwagen nur noch für ein Einzelkind, er ist danach immer noch in tadellosem Zustand. Berechnen Sie schon im Voraus den ungefähren Grundpreis inklusive sämtlichen gewünschten Zubehörs. Ein Sportwagen für 700 Franken kostet als Komplettlösung mit Babyaufsatz (damit das Baby liegen kann), Regenschutz, Mückennetz, Wickeltasche, Sonnenschirm usw. rasch einmal das Doppelte. Sparen Sie generell lieber bei der Babylösung für die ersten sechs Monate und nicht beim Sportwagen, der rund drei Jahre lang im Einsatz sein wird. ■

beide stimmt und richtig ist. Wie Ihr Kind Sie als Mutter dereinst beurteilt, wissen Sie sowieso erst Jahrzehnte später. Eine gute Antwort auf ungebetene Ratschläge ist denn auch: «Sie durften bei Ihren Kindern Ihre Fehler machen, ich mache bei meinen Kindern jetzt meine Fehler.» Oder die höfliche Frage, weshalb sich Ihr Gegenüber dafür interessiert, wie Sie es machen. Oder Sie sagen: «Danke, ich denke darüber nach.» Entschuldigen Sie sich nicht für den liegen gebliebenen Haushalt und die Unordnung. Schöner wohnen können Sie in zehn oder zwanzig Jahren wieder.

> **TIPP** *Hören Sie Musik, die Ihnen gefällt, vielleicht mögen Sie sogar dazu tanzen und mitsingen (Die Ärzte, «Lass die Leute reden»; Florent Pagny, «La beauté du doute», wenn Sie an sich oder Ihren Entscheidungen zweifeln).*

Vielleicht hilft Ihnen das Zitat von Jean Paul weiter: «Gehe nicht, wohin der Weg führt, sondern dorthin, wo kein Weg ist, und hinterlasse eine Spur.» Die erste Zeit mit Ihrem Baby mag Ihnen schwierig vorkommen. Rückblickend werden Sie feststellen, dass sie wie im Flug verging. Spätestens mit 18 schläft Ihr Kind nicht mehr in Ihrem Bett und durch, wenn es vom Ausgang daheim ist und auch Sie deswegen endlich beruhigt einschlafen können. Schon in ein paar Jahren fragt Sie kaum mehr jemand, wie die Geburt verlaufen ist, wie lange Sie stillen konnten, wann Ihr Baby durchschlief und wann es die ersten Wörtchen sagte. Auch sind vielleicht die einstigen pflegeleichten Wunderkinder während des Trotzalters oder in der Pubertät sehr schwierig. Und aus dem superbegabten frühreifen Baby wird vielleicht ein Schulversager. Setzen Sie sich deshalb nicht unter Druck, sondern gehen Sie Ihren Weg. Vergleichen Sie nicht – weder sich mit anderen Müttern noch Ihr Kind mit anderen Kindern. Geniessen Sie den Moment mit Ihnen als einmaliger Mutter mit einem einmaligen Kind.

> **TIPP** *Sie regen sich auf? Trinken Sie Tee und warten Sie ab. Orangenblütentee kann entspannend wirken, ebenso Melissentee. Oder Ingwertee: Die darin enthaltenen ätherischen Öle namens Gingerole und Shogaole beruhigen und helfen, Stress und Ängste abzubauen.*

NÄHE ZULASSEN

Muss man ein Baby erziehen? Es weinen lassen? Hart bleiben? Ihm einen Rhythmus aufzwingen? Muss ein Baby allein in der Babywippe bleiben und sich selber beschäftigen? Bald allein im eigenen Bettchen durchschlafen können?

Natürlich hört Babys Freiheit da auf, wo diejenige seiner Mutter bzw. der Eltern beginnt. Sie brauchen jedoch keine Angst zu haben, Sie könnten Ihr Baby verwöhnen. Es war neun Monate lang in Ihrem Bauch, hat rund um die Uhr Ihrem Herzschlag gelauscht und jeden Ihrer Schritte begleitet. Mit der Abnabelung beginnt für Sie beide ein neuer Abschnitt, es wird sich nun Schritt für Schritt verselbständigen und seinen eigenen Lebensweg gehen. Doch das muss nicht heute oder morgen sein. Geniessen Sie die Nähe, solange Sie sie beide benötigen. Wenn das Baby am Anfang nonstop bei Ihnen ist, getragen wird, im Bettchen neben Ihrem Bett schläft, darf es das, wenn Sie selber diese Nähe zulassen können. Das Thema Nähe-Distanz muss, wie in einer Partnerschaft, für Sie beide stimmen. Grundsätzlich gilt, was sich ohne Autorenangabe in einem Forum findet: «Ein gestilltes Bedürfnis verschwindet. Ein ungestilltes sucht sich auf anderen Wegen Bahn, und dann ist es nicht mehr so leicht zu stillen, weil man es erst decodieren muss.»

Wenn Sie Ihr Kind bei sich haben, lernen Sie es besser kennen und können besser auf seine Bedürfnisse eingehen. Erfahrene Mütter hören den Lauten eines Babys an, ob es die Windeln voll hat, gestillt werden möchte oder Bauchschmerzen hat. Geht man sofort darauf ein, beginnt das Baby im Idealfall gar nicht erst zu weinen. Und wenn es doch weint, hilft es ihm meistens, wenn es dabei nicht allein gelassen wird. Vielleicht muss auch Ihr Kleines die Geburt erst verarbeiten oder hat andere Gründe für seine Tränen.

Übrigens ist ein Baby erst nach sechs bis acht Monaten in der Lage, zu verstehen, dass seine Mutter nicht vollständig verschwunden ist, wenn sie nicht mehr in seiner Sichtweite ist. Für Mütter mag dieses Nähe-Suchen des Babys belastend und irritierend sein. Im ersten Lebensjahr hilft ihm aber die zuverlässige Nähe der Mutter, eine sichere Bindung aufzubauen. Das ist wichtig für sein späteres Wohlbefinden. Irgendwann löst es sich daraus, möchte nicht mehr herumgetragen werden, beisst Sie in die Brust, möchte nicht mehr gestillt werden oder geht auf dem Spielplatz selbstbewusst davon, ohne sich umzudrehen, weil es genau weiss: Mama ist da und passt auf, dass nichts passiert.

Später wird es nötig sein, Grenzen zu setzen und Regeln aufzustellen. Sie werden spüren, wann es so weit ist. ■

Entspannungsübungen

Wählen Sie eine der untenstehenden Übungen aus, sobald Sie merken, dass Sie eine kleine Ruhepause benötigen. Vielleicht finden Sie eine, zwei Lieblingsübungen, die Sie tagtäglich immer wieder ausführen können. Babys nehmen kleinste Unstimmigkeiten und Stimmungsänderungen wahr und reagieren darauf. Je entspannter Sie sind, umso besser kann sich auch Ihr Baby entspannen. Der Umkehrschluss gilt hingegen nicht: Mütter sind nicht an allem schuld. Ein Baby, das Schmerzen hat, vielleicht eine schwere Geburt verarbeiten muss oder sehr viel Nähe braucht, kann die entspannteste Mutter unruhig werden lassen.

Von den folgenden Entspannungsübungen dürfen Sie erwarten, dass Sie danach besser fokussieren können, dass Sie ruhiger und entspannter werden, dass Sie durch eine vertiefte Atmung mehr Sauerstoff tanken können und besser ein- und durchschlafen werden.

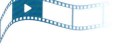

ENTSPANNUNGSÜBUNGEN
www.beobachter.ch/mami_06

Muschel. Kann auch liegend ausgeführt werden; in diesem Fall Beine anwinkeln, mit den Armen umschliessen und tief ein- und ausatmen.
Wirkung: Entspannt die Rückenmuskulatur, den Schultergürtel und die Region rund um das Kreuz.

Beine an die Wand (Viparita Karani)
Wirkung: Entlastet die Beine, beugt Schwellungen vor, wirkt entspannend.

Auf die Fersen sitzen. Schliessen Sie die Augen, wenn Sie mögen. Ein weiches Kissen unter das Gesäss legen, vor allem, wenn die Geburtsverletzungen im Dammbereich noch schmerzen.
Wirkung: Tiefe Entspannung.

Wirbelsäulen-Rotation
Wirkung: Entspannt den unteren Rückenbereich, fördert die Beweglichkeit des Rückens und kräftigt die Beckenbodenmuskulatur.

TIPP *Versuchen Sie, immer wieder innezuhalten und den Moment zusammen mit Ihrem Kind zu geniessen. Schon das kann sehr meditativ und erholsam sein und Ihnen neue Kraft geben. Astrid Lindgren hat dazu ein Gedicht geschrieben:*

Mein Sohn liegt in meinem Arm.
Er hat so kleine, kleine Hände.
Die eine hat sich
um meinen Zeigefinger geschlossen
und ich wage nicht, mich zu rühren.
Er könnte dann vielleicht loslassen
und das wäre unerträglich.

So ein Himmelswunder,
diese kleine Hand
mit fünf kleinen Fingern
und fünf kleinen Nägeln.
Ich wusste ja, dass Kinder Hände haben,
aber ich habe wohl nicht recht begriffen,
dass mein Kind auch solche haben würde.

Denn ich liege hier
und blicke auf das kleine Rosenblatt,
das die Hand meines Sohnes ist,
und kann nicht aufhören zu staunen.

Astrid Lindgren

Trotz Kind das eigene Leben leben

Klar ist Ihr Baby jetzt Nummer eins, es wird Sie rund um die Uhr beschäftigen, bis Sie die Anfangsschwierigkeiten überwunden haben. Das heisst aber nicht, dass Sie sich selbst vernachlässigen und alles, was Ihnen bisher wichtig war, aufgeben müssen. Mütter mit mehreren Kindern wissen, dass ein Baby mit der Geräuschkulisse vertraut ist, die es schon während der Schwangerschaft kannte. Es wird ohne Kinderstimmen oder Staubsauger vielleicht sogar schlechter einschlafen, als wenn es mitten im Wohnzimmer ist. Weil das Baby jetzt neun Monate lang Ihr Leben mitgelebt hat, ist es daran gewöhnt und wird vieles davon auch nach der Geburt problemlos mitmachen. Zudem ist es durchs Stillen gegen viele krank machende Keime geschützt, denen Sie in Ihrer eigenen Vergangenheit schon begegnet sind und mit denen Ihr Immunsystem zu leben gelernt hat.

Normalerweise wird Ihr Baby gestresst reagieren, wenn Sie selber gestresst sind. Wenn es Ihnen gut geht, überträgt sich dies aufs Kind, es wird ruhig bleiben. Shoppen mit Baby? Ein Restaurantbesuch? Ein Familienfest? Ein Ausflug oder eine Reise in ein anderes Land? Ein von der Lautstärke her auch für zarte Ohren geeignetes Konzert? Klar doch! Am besten geht es, wenn Sie eine Tragehilfe dabei haben. Sobald das Baby Ihre Nähe und Ihren (ruhigen) Herzschlag spürt, wird es sich beruhigen, egal wo Sie sind. Sie werden deswegen kritisiert und krumm angesehen? Lesen Sie das Kapitel «Lass die Leute reden» (gleich oben) und gehen Sie Ihren eigenen Weg.

Es kann nicht genug betont werden: Nur eine Mutter, die gut für sich selbst sorgt, kann genügend Kraft tanken, um für ihre Kinder da zu sein. Das hat nichts mit Egoismus zu tun. Viele Mehrfachmütter realisieren erst beim dritten oder weiteren Kind, wie viel sie bereits mit dem ersten hätten unternehmen können. Und Sie spüren ja selbst am besten, worauf Ihr Baby gut reagiert und worauf weniger. Wenn es friedlich schläft, ist die momentane Aktivität offensichtlich kein Problem. Wenn es nur noch schreit und den Schlaf vor lauter Überreizung nicht mehr findet, braucht es mehr Ruhe und Regelmässigkeit. Lernen Sie aus diesen Signalen Ihres Kindes, aber ohne ein schlechtes Gewissen zu bekommen.

Wenn es Ihnen daheim am wohlsten ist, nehmen Sie sich die Zeit dafür. Haben Sie ein anspruchsvolles Kind, mit dem das Weggehen nicht so gut klappt? Es mag Sie trösten, dass die Zeit, bis Ihr Kind gross genug ist, um

ZURÜCK IN DEN BERUF?

Vielleicht beschäftigt Sie jetzt auch die Frage: Wann ist der richtige Zeitpunkt, um zurück zur Arbeit zu gehen oder sich eine neue Stelle zu suchen? Das konnten Sie vor der Geburt wahrscheinlich noch gar nicht so richtig beurteilen, jetzt nach Ankunft des Babys schon. Vielleicht möchten Sie jetzt daheim beim Baby bleiben, und der Gedanke an die Rückkehr in die Arbeitswelt behagt Ihnen gar nicht. Oder aber Ihnen fällt die Decke auf den Kopf, und Sie brauchen möglichst rasch wieder die geistige Herausforderung des Berufs und Gespräche, die sich nicht um Windeln und Babys Bauchschmerzen drehen. Auch bei diesem Thema ist jede Mutter anders, und Ihre Entscheidung für oder gegen die baldige Aufnahme der Berufstätigkeit gilt es zu respektieren. ■

allein daheim zu bleiben, sehr viel rascher kommen wird, als Sie momentan denken. Mal während einigen Monaten auf etwas zu verzichten, das Sie später wieder tun können, ist angesichts der heutigen Lebenserwartung nicht so schlimm. Oder Sie lassen Ihr Baby eben mal fremdbetreuen – ohne schlechtes Gewissen. Denken Sie daran: Ihr Kind wird Sie später auch nicht überallhin mitnehmen und geht garantiert lieber allein in den Ausgang …

TIPP Ihr Baby schreit während des Konzerts oder im Restaurant? Dann gebietet die Höflichkeit, den Raum zu verlassen, um die anderen Gäste nicht zu stören. Sie benötigen vielleicht dringend einen ruhigen Abend, und es fördert auch die Kinderfreundlichkeit einer Gesellschaft keineswegs, wenn das Verhalten des eigenen Kindes andere Menschen ärgert. Hier ist gegenseitiger Respekt gefragt. Am besten haben Sie eine Tragehilfe dabei. Darin beruhigt sich das Baby oft am schnellsten, und Sie können in Ruhe wieder mithören bzw. essen.

Wieder Sex – mit viel Freude

Eigentlich wäre Sex ja so schön, um sich im eigenen Körper wohlzufühlen und entspannt einschlafen zu können. Sex kann Schmerzen lindern, glücklich machen und Ihnen rundum guttun. Eigentlich. Nur ist das nach einer Geburt erst mal gar nicht so einfach. Ihr Partner möchte wieder Sex haben, Sie jedoch haben Angst davor.

127

INFO *Vielleicht liegt es an einer traumatischen Geburt, dass Sie Schwierigkeiten haben, wieder Lust zu verspüren. Reden Sie darüber, suchen Sie sich professionelle Hilfe (siehe auch Seite 98).*

BUCHTIPP
Caroline Fux, Ines Schweizer:
Guter Sex. Ein Ratgeber, der Lust macht. Beobachter-Edition, Zürich 2014.

Auch nach einer normal verlaufenen Geburt sieht Ihr Körper noch nicht wieder aus wie zuvor. Durch die noch nicht vollständig erfolgte Hormon-umstellung und durchs Stillen sind Ihre Schleimhäute trocken, die Narben des Kaiserschnitt oder des Damms schmerzen noch. Wie soll da Liebe-machen jemals wieder schön sein? Zudem sind Sie müde und abgekämpft, und mindestens ein Ohr hört dauernd, ob Ihr Baby gut atmet oder wieder zu weinen beginnt. Und dass Sie sich selbst, nackt vor dem Spiegel, bereits wieder gefallen, ist vermutlich illusorisch.

Trotzdem: Wenn Ihnen Ihre Ärztin grünes Licht gibt, spricht nichts dagegen, wieder sanft mit sexuellen Aktivitäten zu beginnen. Stellen Sie sich vor, dass es wie ein erstes Mal ist. Nehmen Sie sich Zeit, gehen Sie behutsam vor. Vielleicht erst schmusen, dann zärtliche Berührungen des ganzen Körpers, dann Oralsex, dann erst Penetration. Oder Sie probieren erst mal aus, wie es ist, klitoral zum Orgasmus zu kommen.

Sie müssen Ihren noch stark veränderten Körper wieder neu kennenlernen. Trotzdem ist es ein Erfolgserlebnis, zu spüren, dass die erogenen Zonen noch existieren. Wichtig ist, dass dies langsam und behutsam geschieht und Sie nicht unter Druck kommen, Ja sagen zu müssen, wenn Sie noch nicht dazu bereit sind. Sobald etwas wehtut, stoppen Sie und versuchen es später (und allenfalls mit Gleitmittel) erneut. Oder Sie probieren etwas anderes aus (siehe Buchtipp).

TIPP *Wenn Sie noch stillen, tun Sie das am besten vor dem Sex. Die Hormone beim Orgasmus führen gerne zu einem Milcheinschuss.*

Vielleicht ist aber auch Ihr Partner noch von der Geburt gezeichnet und hat weniger Lust als früher. Reden Sie miteinander (siehe Buchtipp Seite 49) und suchen Sie gemeinsam nach Wegen, um zurück zu einer erfüllten

Sexualität zu finden. Wenn Sie damit über längere Zeit grosse Schwierigkeiten haben, kann Ihnen eine sexualtherapeutische Beratung helfen.

INFO *Wussten Sie, dass eine gut trainierte Beckenbodenmuskulatur die Orgasmusfähigkeit verbessert? Umgekehrt trainiert jeder Orgasmus auch die Beckenbodenmuskulatur.*

Tipps für die Männer

Nach einer Geburt und der Erweiterung der Familie wieder zurück zu einem erfüllenden Sexualleben zu finden, ist meist nicht ganz einfach – weder für Sie noch für Ihre Partnerin. Auch Sie können einiges dazu beitragen, dass sich die Sexualität nach der Geburt neu entwickeln und sogar besser werden kann als je zuvor.

Ist Ihre Partnerin abgekämpft, erschöpft, leidet sie vielleicht noch unter einem Eisenmangel? Kein Wunder, will sie nur noch schlafen und Zeit für sich selbst, wenn Sie, je nach Arbeitssituation, abends von der Arbeit nach Hause kommen. Wenn Sie dann noch Sex möchten, überfordert sie dies unter Umständen völlig.

Versuchen Sie, sie zu verstehen und zu entlasten, wo Sie nur können. Wenn Sie selber beruflich eingespannt sind, lohnt sich vielleicht die Anstellung einer Haushalthilfe oder einer Reinigungskraft. Auch wenn Ihre Partnerin den ganzen Tag daheim ist, ist die Frage, warum dies und das im Haushalt nicht gemacht wurde, verletzend und unberechtigt. Sie hat den Mutterschaftsurlaub nicht umsonst erhalten. Sie braucht Erholung, muss sich völlig neu orientieren und neu in ihrem Körper und in ihrem Leben zurechtfinden. Jetzt hat Ihr Baby Priorität, nicht Putzen und Aufräumen. Sie ist garantiert in besserer Form, wenn sie ebenfalls schläft, wenn das Baby schläft, anstatt die Wohnung auf Hochglanz zu bringen. Als Partner können Sie viel dazu beitragen, dass sie sich als Mutter wertgeschätzt fühlt und kein schlechtes Gewissen hat, weil sie etwas liegen lässt. Je besser sie sich verstanden fühlt, umso eher ist sie bereit, auch die Sexualität wieder zu geniessen.

Ihren Körper muss sie neu kennenlernen. Gut möglich, dass sie ihren flachen Bauch von vorher vermisst, dass die zusätzlichen Kilos und die übergrossen Brüste, die bei jeder Gelegenheit zu tropfen beginnen, sie stören. Es ist nicht einfach, sich so wieder auf Sexualität einzulassen. Eine kleine spitze Bemerkung von Ihnen kann das Fass zum Überlaufen bringen und Sex für lange Zeit schwierig machen. Der Druck der Gesellschaft, schnell wieder schön und schlank zu sein, ist sowieso schon gross – und die Hormonumstellung bewirkt vielleicht, dass sich Ihre Partnerin wie ein rohes Ei fühlt.

Ganz ungünstig ist das Verhalten von Männern, die den (veränderten) Körper von Müttern kritisieren. Denn während die Väter weder Dehnungsstreifen noch Krampfadern davontragen, müssen sich die Frauen in der Gesellschaft teilweise sogar für ihren durch die Mutterschaft veränderten Körper rechtfertigen. Oder sie denken (oft grundlos), den ästhetischen Ansprüchen der Männer nicht mehr zu genügen.

Es lohnt sich, jetzt liebevoll und geduldig zu sein. Sie können Ihrer Partnerin helfen, ihren veränderten Körper wieder schön zu finden, indem Sie etwas Romantik in den Alltag bringen, etwa für sie kochen, im Schlafzimmer für schönes Kerzenlicht und passende Musik sorgen oder einen Babysitter organisieren und sie zu einem Date ausführen (Adressen für Babysittervermittlung siehe Anhang). Zeigen Sie ihr, dass Sie sie auch jetzt schön und begehrenswert finden. Dass Sie sie spüren und ihren Körper neu kennenlernen möchten. Das lohnt sich, denn je wohler sie sich in ihrem Körper fühlt, umso kleiner werden die Hemmungen und umso grösser der Mut, sich wieder an die Sexualität heranzutasten, sich nackt zu zeigen und gehen zu lassen. Seien Sie behutsam und stoppen Sie, wenn etwas Schmerzen verursacht. Reden Sie miteinander, was Sie beide jetzt möchten und was noch nicht. Je offener Sie das Thema ansprechen, umso eher finden Sie Lösungen. Das lohnt sich, zumal die Geburt bei einer Frau auch sehr viel Positives bewirken kann. Sie hat während der Schwangerschaft ihren Körper viel besser kennengelernt, fühlt sich vielleicht noch viel weiblicher. Weil sie bei der Geburt loslassen musste, kann sie es vielleicht jetzt auch beim Orgasmus besser. All dies kann sexuell zu ganz neuen Höhenflügen führen.

TIPP *Nehmen Sie lieber zu früh als zu spät Kontakt mit einem guten Paartherapeuten oder einer Sexualtherapeutin auf, wenn Sie den Eindruck haben, dass der Weg zurück zu einer entspannten Sexualität schwierig ist. So verhindern Sie, dass sich ein Teufelskreis aufbaut, aus dem Sie später viel schwerer wieder herauskommen.*

Wünschen und um Hilfe bitten

Auch wenn Sie sich kaum getrauen, um Unterstützung zu bitten: Ihr Umfeld ist selten hellseherisch begabt und sieht es Ihnen nicht unbedingt an, wenn Sie Hilfe brauchen. Darum zu bitten, braucht etwas Mut. Aber es entlastet auch Ihr Umfeld, wenn Sie es tun. Meistens merken Ihre engen Bezugspersonen, dass etwas nicht stimmt. Sie fühlen sich aber unsicher und hilflos, wenn Sie nicht darüber reden (siehe auch unten, Notbremse ziehen). Noch einfacher wird es, wenn Sie sagen, was Sie sich wünschen.

 TIPP *Wünschen darf man immer! Es ist dann an Ihrem Gegenüber, den Wunsch zu erfüllen oder eben Nein zu sagen.*

Oft werden Sie jetzt gefragt, was Sie sich für Ihr Neugeborenes wünschen. Vielleicht etwas aus der folgenden Liste:

- einen Gutschein fürs Babysitten, etwa damit Sie mit Ihrem Partner einen Abend lang in ein feines Restaurant gehen können
- einen Gutschein für ein Essen in einem kinderfreundlichen Restaurant
- selbst zubereitete Gerichte zum Einfrieren, etwa eine Sauce bolognese, eine feine Suppe oder eine ungebackene Lasagne
- Schokolade oder damit zubereitete Desserts und Kuchen für die Psyche der Mama oder ein paar beste Truffes
- eine Flasche Salatsauce, hausgemacht, mit Weizenkeim- und Rapsöl. Und dazu eine Flasche Weizenkeimöl für die Kaiserschnittnarbenbehandlung – oder die Babymassage
- einen Gutschein für den ersten, zweiten … Geburtstagskuchen des Kindes
- einen Gutschein für Mami: einmal Hilfe im Haushalt, einmal Einkaufen, eine Rückenmassage, einen gemeinsamen Kinoabend …
- ein sinnvolles Geschenk fürs ältere Geschwister – etwas, das möglichst keinen Lärm macht, nicht viel aufzuräumen gibt und es lange Zeit beschäftigt

Notbremse ziehen

Es kann nicht genug betont werden: Ziehen Sie die Notbremse, wenn Ihnen alles zu viel wird. Seien Sie ehrlich zu sich selber, wenn Sie es allein nicht schaffen. Welche Aufgaben können Sie delegieren, etwa an Ihren Partner, Ihre Eltern, Freundinnen, Nachbarn?

Überfordern Sie sich nicht, setzen Sie sich nicht selber unter Druck. Versuchen Sie nicht, alle Probleme gleichzeitig zu lösen. Nehmen Sie sich eins ums andere vor. Bedenken Sie aber auch die Situation Ihres Partners. Viele Männer fühlen sich durch die Ankunft eines Kindes beiseite gedrängt und nicht mehr beachtet. Beugen Sie vor, indem Sie Ihrem Mann immer wieder das Gefühl geben, immer noch seine Partnerin zu sein und sich nicht nur ums Baby zu sorgen.

Wenn nötig, holen Sie sich beide als Paar externe Hilfe, wenn Sie den Alltag nicht mehr schaffen. Vergleichen Sie nicht, wer von Ihnen momentan den strengeren Alltag zu bewältigen hat, sondern unterstützen Sie sich gegenseitig und begegnen Sie einander mit Verständnis. Auch Ihr Mann kann völlig überfordert sein, wenn er sich nach einem strengen Arbeitstag abends und nachts noch ums Baby kümmern muss. Geben Sie ihm nach dem Heimkommen von der Arbeit etwas Zeit, um sich zu erholen und von seinem vielleicht ebenfalls mühsamen und belastenden Arbeitstag zu berichten, anstatt ihm wortlos das Baby in den Arm zu drücken, weil Sie vom Tag mit dem Kleinen völlig geschafft sind. In jedem Fall ist es besser, rechtzeitig Hilfe beizuziehen, als die Partnerschaft und die Gesundheit von Ihnen beiden als Eltern zu gefährden. Es ist kein Versagen, wenn Sie sich eingestehen, dass Sie es allein bzw. zu zweit gerade nicht schaffen, sondern ein Zeichen von Stärke, rechtzeitig zu reagieren.

INFO *Es gibt sie, die pflegeleichten Babys – aber es gibt eben auch die äusserst anspruchsvollen. Es hängt bei Weitem nicht nur von Ihnen ab, wie sich Ihr Baby verhält. Es ist, wie es ist, es bringt eigene Gene, einen eigenen Charakter, eine eigene Gesundheit mit. Je nachdem kommen Sie mit Ihren Kräften früher oder eben gar nicht an Ihre Grenzen. Schieben Sie Schuldgefühle beiseite, reden Sie offen über Ihre Situation und lassen Sie sich helfen.*

Eine Mütter- und Väterberaterin kann eine Anlaufstelle sein, ebenso die Dargebotene Hand (Tel. 143), eine Ärztin, Ihre Freunde und Verwandten oder auch Stellen wie das Rote Kreuz (Adressen siehe Anhang). Vielleicht brauchen Sie einige Tage Urlaub oder eine Auszeit, um sich überlegen zu können, wie es weitergeht. Alles ist besser, als in ein schweres Burn-out zu schlittern, aus dem Sie nur mit fachlicher Hilfe und viel Zeit wieder herauskommen.

Blick in den Spiegel

Am Ende des Wochenbetts fragen viele Mütter, was sie tun können, um möglichst schnell wieder in die alten Hosen zu passen. Der Wunsch, nach der Schwangerschaft so bald als möglich wieder eine schlanke Figur zu haben, hat sich gemäss Aussagen von Hebammen und Gynäkologen in den vergangenen Jahren verstärkt. Doch es gibt viele Gründe, warum die Pfunde noch nicht weichen wollen – und auch noch nicht müssen.

Viele junge Mütter haben zu wenig Schlaf und dadurch weder Energie noch Zeit, um Sport zu treiben. Oder sie sind zu gestresst (siehe Seite 136) oder haben überhaupt falsche Erwartungen an sich und ihren Körper (siehe Seite 135). Jetzt ist nämlich erst mal Geduld gefragt. Wenn die Stillzeit beendet ist und das Baby den ersten Geburtstag feiert, ist es immer noch früh genug, Aussehen und Gewicht zu beurteilen. Versuchen Sie aber, jetzt nicht weiter zuzunehmen. Schlafmangel und Stresshormone fördern das Hungergefühl, was das Gewicht weiter in die Höhe schnellen lässt.

Geduld! Warum das Gewicht noch keine Rolle spielt

Der Körper schaltet in der Schwangerschaft auf ein Notprogramm um, das in erster Linie dem neuen Leben dienen soll. Um die Produktion nahrhafter Muttermilch sicherzustellen, wachsen die Fettdepots an Po und Oberschenkel. Ein Teil des während der Schwangerschaft zugenommenen Gewichts dient somit als Reserve fürs Stillen. Deshalb verlieren stillende Mütter ganz von allein etliche Kilos nach der Geburt, vorausgesetzt sie futtern nicht für zwei. Übrigens mehren sich die Daten, wonach das Stillen den Frauen hilft, nach der Geburt schneller wieder zu ihrem Ausgangsgewicht zurückzukommen. Wer dagegen nicht stillen kann oder will, sollte nach der Geburt wieder weniger essen als während der Schwangerschaft.

Stillen hilft beim Abnehmen nicht immer

Doch auch manchen stillenden Müttern gelingt das spontane Abnehmen nicht, vor allem, wenn sie etwas älter sind. Ab 30 bis 35 Jahren braucht der Körper immer weniger Kalorien, um das Gewicht zu halten. Diese Stoffwechselüberraschung sorgt dafür, dass man nach der Schwangerschaft zwar weniger isst und erst noch stillt, aber trotzdem kein Gramm abnimmt.

Übrigens passen Stillen und bewusst Abnehmenwollen auch gar nicht zusammen. Crash-Diäten führen dazu, dass Schadstoffe aus dem Fettgewebe der Mutter in die Muttermilch übergehen oder dass sich die Milchzusammensetzung ungünstig verändert. Und sowieso nehmen Sie damit nicht nachhaltig ab. Verzichten Sie aber nicht aufs Stillen, nur um eine Diät zu machen!

TIPP *Wenn eine Frau zu sehr unter ihrem Übergewicht leidet, darf sie unter Anleitung einer spezialisierten Ernährungsberaterin ihre Ernährung so umstellen, dass sie die überflüssigen Kilos langsam verliert.*

INFO *Bereits durch die Geburt verliert eine Frau, die während der Schwangerschaft normalerweise zehn bis zwölf Kilo zugenommen hat, etwa sechs Kilogramm. Diese setzen sich zusammen aus dem Geburtsgewicht des Babys, 600 Gramm Plazenta, 800 bis 1000 Gramm Fruchtwasser sowie etwa einem Kilo durch den Flüssigkeitsverlust aus Schweiss und Atmung bei der Geburtsarbeit. Im frühen Wochenbett gehen weitere drei bis vier Kilo weg dank der Rückbildung der Gebärmutter, der Reduktion des Blutvolumens sowie der Ausscheidung von eingelagertem Gewebewasser durch Harn und Schweiss. Ab dem zehnten Tag nach der Geburt bis zum Ende der Stillzeit sinkt das Gewicht nochmals aufgrund der Rückbildung der vergrösserten Brustdrüsen und dem Abbau der fürs Stillen angelegten Depotfettreserven.*

Mami oder Model? Realistische Erwartungen an den Körper

Wie machen sie es bloss, die Promi-Mütter, die wenige Wochen nach der Geburt bereits wieder aussehen wie vor der Schwangerschaft, sich mit straffem Bauch und im Bikini in der Presse präsentieren?

Solche Bilder erhöhen den Druck auf frischgebackene Mütter. Zur Aufgabe, mit der neuen, ungewohnten Rolle klarzukommen, sollte die junge Mutter jetzt auch noch nullkommaplötzlich wieder so aussehen wie vor der Schwangerschaft. Dieser Anspruch an sich ist für die meisten «normalsterblichen» Frauen illusorisch. Zwei von drei Müttern klagen noch Monate nach der Geburt über zu viele Pfunde, die nicht weichen wollen. Sie leiden unter den hohen Erwartungen der Gesellschaft: Eine Frau soll heute zwar Mutter sein, aber man darf es ihr um keinen Preis ansehen. Diese Entwicklung geht wohl kaum in die richtige Richtung.

INFO *Realistisch ist folgende Erwartung: Es dauert rund neun Monate bis ein Jahr, bis sich das Gewebe nach der Schwangerschaft wieder mehr oder weniger zurückgebildet hat.*

Es gibt noch einen guten Grund, sich nicht mit Promi-Müttern zu vergleichen: Promi-Mütter haben Hausangestellte und eine Nanny, damit sie sich ausruhen und viel schlafen können. Dies verringert Stress und Heisshunger (siehe Seite 136) und damit das Risiko, übergewichtig zu sein. Oder die Frauen unterziehen sich unmittelbar nach dem Kaiserschnitt oder bald darauf einer Operation wie etwa einer Bauchdeckenstraffung oder Fettabsaugen. Sie können sich meist auch einen persönlichen Fitnesstrainer leisten, mit dem sie sich viel bewegen, und einen Ernährungscoach. Bildbearbeitungsprogramme wie Photoshop erledigen den Rest. Schön für sie, aber kein Grund, es ihnen gleichtun zu wollen!

TIPP *In den ersten Tagen und Wochen nach der Geburt sieht der Bauch oft noch ähnlich rund aus wie vor der Geburt. Die Haut muss sich erst zusammenziehen, die Organe im Bauch müssen sich an ihren ursprünglichen Platz begeben. Keine Angst, das kommt schon wieder. Haben Sie Geduld mit sich selber und mit Ihrem Körper, der soeben Grossartiges vollbracht hat.*

Schlaf, Stress und das Gewicht

Normalerweise leidet eine frischgebackene Mutter unter einem dauernden Schlafmanko. Die neue Rolle als Mutter stresst noch, der Haushalt und der administrative Kram sollten ebenfalls erledigt werden. Das hat Folgen: Stress und Schlafmangel erschweren es, jetzt abzunehmen. Nicht selten ist es nämlich die Psyche, die das Zurück zur alten Figur verhindert. Mütter haben oft zu wenig Zeit, um sich selber etwas Gutes zu tun. Gestresst vom Alltag mit dem Säugling flüchten sie sich vielleicht in Süssigkeiten. Diese nützen vordergründig tatsächlich, denn sie erhöhen den Spiegel des körpereigenen Glückhormons Serotonin.

Wer in der Nacht nicht gut oder viel zu kurz geschlafen hat, verspürt am nächsten Tag mehr Hunger als sonst und isst auch mehr und öfter. Analysen mit Daten von über 600 000 Erwachsenen und über 30 000 Kindern aus der ganzen Welt belegen eindrucksvoll, dass ein Schlafdefizit die Wahrscheinlichkeit, übergewichtig zu sein, um etwa 50 Prozent erhöht. Das heisst: Die Aussichten, übergewichtig zu werden, sind umso grösser, je kürzer der Schlaf ist.

Soforthilfe nach einer schaflosen Nacht

Lassen Sie den Haushalt liegen und schlafen Sie, wenn das Baby schläft. Das drosselt auch den Hunger. Oder organisieren Sie sich Hilfe. Sicher helfen auch Entspannungsübungen (siehe Seite 124) und Bewegung gegen die negativen Folgen der zu kurzen Nächte. Mit dem Stillen aufzuhören ist hingegen nicht sinnvoll: Stillen erhöht den Kalorienverbrauch der Mutter und schützt das Kind langfristig vor Übergewicht.

Was beim Zahnen hilft

Das erste Zähnchen wird meist sehnsüchtig erwartet. Doch genau dieses sorgt für so manche schlaflose Nacht. Viele Verhaltensveränderungen und Beschwerden wie Reizbarkeit, Schlafstörungen, Weinen oder Fieber werden seit Generationen dem Zahnen zugeschrieben. Tatsächlich sind die Symptome aber sehr unterschiedlich. Die häufigsten Anzeichen fürs Zahnen sind:

- vermehrter Speichelfluss, Saugen, Beisslust
- eine Veränderung der Speichelzusammensetzung und -menge mit Verdauungsbeschwerden und oftmals eher säuerlich riechendem Stuhl

- gelegentlich häufigerer und flüssigerer Stuhl, damit verbunden Rötungen im Gesässbereich
- erhöhte Temperatur
- ein leichter Ausschlag im Gesicht, der sogenannte Flush
- leichte Rötungen und minimale Schwellungen im Bereich des Zahnfleisches

TIPP *Jetzt hilft ein Beissring. Er befriedigt die Beisslust und massiert das Zahnfleisch. Jede Form der Massage fördert die Durchblutung und lindert dadurch Schmerzen. Bei Bedarf kann der Ring vorher im Kühlschrank gekühlt werden.*

In dieser Zeit sind die Kinder sehr gerne in der Nähe der Eltern. Ob das Baby nun in der kindersicheren Wohnung oder im Laufgitter neben der Betreuungsperson strampelt oder krabbelt oder auch im Tragetuch sein darf, sollen die Eltern für sich passend entscheiden.

TIPP *Ein Laufgitter kann sehr sinnvoll sein; es einem Gefängnis gleichzusetzen wäre ungerecht. Auf einer Decke im Laufgitter kann sich ein Baby viel besser bewegen, sich drehen, sich später an den Sprossen hochzuziehen versuchen als in der Babywippe. Es kann bei krabbelnden Kindern sehr nützlich sein, wenn Sie auf die Toilette müssen, es an der Tür klingelt oder Sie sonst mal zwei Minuten nicht superkonzentriert zu Ihrem sich schnell entwickelnden Baby schauen können.*

Bedenken Sie: Entwicklungsschritte finden häufig sprunghaft statt. Oft schafft ein Baby von einer Sekunde auf die andere etwas, das es bisher noch nicht beherrschte, etwa sich vorwärtszubewegen. Wenn Sie es dann gerade nicht im Blickfeld haben, ist es heikel. Insofern kann ein Laufgitter Unfällen vorbeugen (ebenso wie Tür- oder Treppengitter). Gewöhnen Sie Ihr Baby möglichst jung ans Laufgitter – wenn es schon im Krabbelalter ist, wird es dies nicht mehr so einfach akzeptieren.

Auch während des Zahnens ist kein nächtliches Dauerstillen oder Dauernuckeln am Babyfläschchen angesagt, weil dies zu Kleinkindkaries führen kann und das Baby später jedes Unbehagen durch Nahrungskonsum zu

befriedigen versucht, was wiederum Übergewicht und seine Folgen fördert. Auch ist nicht an allen Problemen der neue Zahn schuld: Genau in
diese Zeit des Zahnens fallen häufig auch die ersten Infekte. Wenn ein
Kind länger als zwei bis drei Tage Beschwerden wie Fieber, Durchfall oder
Hautausschläge hat, gehen Sie mit ihm zum Arzt, da es sich höchstwahr-
scheinlich nicht ums Zahnen, sondern um einen Infekt handelt.

Schritt für Schritt wieder fit

**Sie haben die ersten Rückbildungsübungen durchgeführt, den
Beckenboden wieder trainiert, Ihr Baby bereits in Ihren neuen
Alltag integriert. Wahrscheinlich fühlen Sie sich langsam wieder fitter, und es geht Ihnen auch psychisch besser als unmittelbar
nach der Geburt. Die folgenden Anleitungen helfen Ihnen dabei,
jetzt mehr zu trainieren und wieder fit zu werden.**

Einige Monate nach der Geburt werden Sie sich wieder erholter fühlen
und mehr Lust darauf haben, sich zu bewegen und etwas für Ihren eigenen
Körper zu tun. Vielleicht gefällt es Ihnen, zusammen mit Ihrem Baby zu
trainieren, oder aber Sie bevorzugen es, wenn jemand Ihr Baby hütet,
damit Sie in Ruhe etwas für sich selber machen können. Sie werden rasch
merken, wie gut es Ihnen tut, sich sportlich zu betätigen.

Die besten Übungen für Rücken und Beckenboden

Sie finden viele Übungen in den vorhergehenden Kapiteln, die sich auch
jetzt eignen. Daneben gibt es eine Reihe wichtiger Tipps, die sich rund um
Ihren Beckenboden ein Leben lang aktuell bleiben. Sie sind besonders

dann hilfreich, wenn der Beckenboden durch eine Geburt stark beansprucht wurde. Integrieren Sie die folgenden Tipps in Ihren Alltag:

- **Ruhig Blut.** Machen Sie sich keine zu grossen Sorgen rund um Ihren Beckenboden oder den Verlust einiger Tropfen Harn. Es hilft, auch in belastenden Situationen gelassen und ruhig zu bleiben, sich zu entspannen und genügend Ruhepausen einzulegen.
- **Richtig tragen/heben.** Tragen Sie Wäschekörbe und andere Gegenstände mit geradem Rücken. Spannen Sie beim Aufheben und Tragen die Beckenbodenmuskulatur an. Treten Sie so dicht wie möglich an den aufzuhebenden Gegenstand, Füsse hüftbreit, gehen Sie in die Hocke und halten Sie den Rücken gerade. Beckenboden und Bauch anspannen und bei der Ausatmung den Gegenstand hochheben.
- **Bauchatmung.** Atmen Sie tief bis in den Bauchraum. Beim Einatmen erweitert sich die Beckenbodenmuskulatur, beim Ausatmen zieht sie sich zusammen. Atmen Sie deshalb bei jeder körperlichen Betätigung, die mit Last oder Druck verbunden ist, gleichzeitig aus.
- **Laut geben.** Vielleicht fällt Ihnen beim Heben bzw. Tragen die nötige Anspannung des Beckenbodens leichter, wenn Sie dazu Laute wie «Zack», «Hauruck «oder «Eff» ausstossen.
- **Gerade sitzen.** Wenn Sie länger mit gekrümmtem Rücken sitzen, entsteht ein Druck auf die Bauchorgane. Dieser überträgt sich auf den Beckenboden und führt zu einem Nachlassen der Spannung. Versuchen Sie deshalb, Ihre Wirbelsäule immer wieder gerade aufzurichten. Überhaupt ist es rückenfreundlich, wenn Sie Ihre Sitzhaltung alle paar Minuten oder noch häufiger ändern. Es gibt deshalb auch keine einzelne korrekte Sitzhaltung!
- **Aufrechte Haltung.** Achten Sie auf eine aufrechte Haltung, gehen Sie mit erhobenem Kopf und federn Sie jeden Schritt elastisch ab. Beim Treppensteigen sollten Sie die Muskelkraft Ihrer Beine einsetzen.
- **Niesen, Husten.** Hinweise siehe Seite 62.
- **Gute Sportarten.** Beckenbodenschonend sind Velofahren, Nordic Walken, Schwimmen, Tanzen, Skilanglauf und Inline-Skating sowie ein sanftes Training der Bauch-, Rücken- und Beinmuskulatur.
- **Flache Schuhe.** High Heels belasten den Beckenboden, aber auch die Knie und den Rücken.
- **Übergewicht.** Belastet den Beckenboden stark. Es lohnt sich, in einigen Monaten oder automatisch durchs Stillen etwas abzunehmen.

- **Zehn Minuten pro Tag sind genug.** Führen Sie Ihre Beckenboden-übungen konsequent jeden Tag durch. Da sie leicht in den Alltag integrierbar sind (siehe Seiten 62), lohnt sich dieser kleine Einsatz sehr.
- **Trinken Sie viel.** Auch wenn Sie Angst haben, unwillkürlich Harn zu verlieren, sollten Sie unbedingt regelmässig und genug trinken; lieber immer wieder kleine Mengen als allzu viel aufs Mal. Reduzieren Sie allenfalls harntreibende Getränke wie Kaffee, schwarzer Tee oder Bier.
- **WC-Rhythmus.** Gewöhnen Sie Ihre Blase an einen bestimmten Rhythmus, versuchen Sie, immer etwa um dieselbe Zeit zur Toilette zu gehen. Dadurch lässt sich der Harndrang besser steuern. Vermeiden Sie es, wegen kleiner Mengen und wenig Druck die Toilette aufzusuchen, damit Ihre Blase nicht aus der Übung kommt und bei immer kleineren Harnmengen entleert werden möchte. Auf der Toilette nicht pressen.

Rückbildung für den Bauch

Mit Sportarten und Fitnessübungen, welche die Bauchmuskeln trainieren, dürfen Sie erst beginnen, nachdem die Beckenbodenmuskulatur wieder aufgebaut ist. Dies dauert mindestens zwei bis drei Monate. Wer sich nicht an diese Regel hält, hat zwar rascher wieder einen flachen Bauch, doch dadurch wird der Beckenboden weiter belastet anstatt wieder aufgebaut. So schnell kann man nach einer Geburt einfach nicht wieder einen flachen Bauch haben!

Was bereits zwei bis drei Monate nach der Geburt erlaubt ist: Übungen, welche die (tief liegenden) Bauchmuskeln aktivieren und stabilisieren, sowie Übungen für die schrägen und queren Bauchmuskeln. Erst danach beginnt ein Training der geraden Bauchmuskeln.

ACHTUNG *Am besten fragen Sie Ihren Arzt, ob Sie mit dem Bauchmuskeltraining beginnen dürfen. Beachten Sie auch die Hinweise zur Rektusdiastase (Seite 110).*

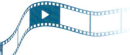

RÜCKBILDUNG FÜR DEN BAUCH
www.beobachter.ch/mami_07

Diagonale. Falls Sie eine Rektusdiastase haben, können Sie die Übung wie folgt durchführen: Legen Sie sich auf den Bauch und heben Sie diagonal ein Bein und einen Arm hoch. Achten Sie darauf, dabei den Bauch anzuspannen; dies hilft, die Diastase zurückzubilden. Wenn Sie stillen, ist es vielleicht angenehmer, ein zusammengerolltes Frotteetuch unter den Bauch zu legen, direkt unterhalb der Brust.

Wirkung: Fördert die Koordination und Beweglichkeit, kräftigt den gesamten Rumpf und gleichzeitig den Beckenboden, die Schultern, das Gesäss und die Rückseite der Oberschenkel.

————

Streckung zur Decke mit Theraband. Falls es für Sie z. B. nach einem Dammschnitt angenehmer ist, auf einen Stuhl mit Kissen zu sitzen, können Sie diese Übung gerne auch so ausführen. Achten Sie dabei auf eine gerade Haltung.

Wirkung: Kräftigt die seitlichen Bauchmuskeln, für eine schön geformte Taille.

————

Füsse hoch und runter. Eine wunderbare Bauchmuskelübung für Anfängerinnen!

Wirkung: Kräftigt insbesondere die unteren Bauchmuskeln.

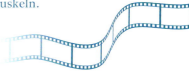

Eine schöne Brust

Meist ist die Brust stillender Frauen schön, prall und grösser als vor der Schwangerschaft. Geniessen Sie es! Ambitioniertes Brustmuskeltraining ist jetzt nicht angesagt. Solange Sie stillen, ist es möglich, dass Sie bei Brustmuskelübungen einen Milcheinschuss haben und sich die Übungen noch nicht gut anfühlen. Die sanften Liegestützen können Sie jedoch schon jetzt ausführen, damit Ihre Brustmuskeln trainiert bleiben. Sobald

Sie abgestillt haben, dürfen Sie sämtliche Brustmuskelübungen machen, die Ihnen gefallen (siehe Seite 175).

Sanfte Liegestützen. Beginnen Sie mit sanften Liegestützen gegen die Arbeitsfläche der Küche oder gegen eine Wand. Stützen Sie die Hände gegen die Kante der Arbeitsfläche oder gegen eine Wand, stellen Sie sich vor, dass Ihr Körper so gerade ist wie ein Bügelbrett. Drücken Sie den Bauchnabel gegen die Wirbelsäule, achten Sie auf eine stabile Schulterhaltung. Führen Sie nun Liegestützen aus, indem Sie langsam nach unten gehen, 2 Sekunden halten und langsam wieder nach oben kommen, bis Ihre Arme wieder gestreckt, aber keinesfalls durchgestreckt sind. 6 bis 9 Wiederholungen.
Wirkung: Kräftigt die Brustmuskulatur und die Rückseite der Oberarme.

Beine und Gesäss

Noch immer hat das Beckenbodentraining Priorität. Alles, was breitbeinig trainiert werden muss, sollte noch mit Vorsicht angegangen werden. Die folgenden Übungen eignen sich jetzt gut.

RÜCKBILDUNG FÜR BEINE UND PO
www.beobachter.ch/mami_08

Seitliches Fussspitzen-Antippen
Wirkung: Strafft die Oberschenkel und das Gesäss.

Kleine Squats
Wirkung: Kräftigt die Oberschenkel, das Gesäss und den Rumpf, zusätzlich wie von selbst auch den Beckenboden.

Abduktorenübung im Stehen mit Theraband
Wirkung: Stärkt die Oberschenkelaussenseiten und verhilft zu einer schönen Hüft-Oberschenkel-Partie. Fördert die Stabilität der Beine und das Gleichgewicht.

Feste Arme

Vielleicht trainieren Sie Ihre Arme mit Baby, Kinderwagen heben, Haushalt und anderem jetzt sowieso weit stärker als vorher, wenn Sie einen Bürojob hatten. Achten Sie darauf, dass Sie nicht einen Arm stärker einsetzen und dadurch mehr trainieren als den anderen. Das ist gar nicht so einfach. Beginnen Sie die folgenden Übungen immer erst mit dem schwächeren Arm, machen Sie sie erst danach mit dem besser trainierten. Es bringt Ihnen nichts, den stärkeren Arm mehr zu trainieren, wenn Sie dann mit dem schwächeren nicht dieselbe Anzahl sauber ausgeführter Wiederholungen hinkriegen. Auch Liegestützen trainieren übrigens die Arme, und zwar vorwiegend den Trizeps, also die oft schlaffere Rück- und Unterseite der Arme.

SCHÖNE ARME
www.beobachter.ch/mami_09

Bizepsübung mit Kurzhanteln. Sie können statt Kurzhanteln gefüllte 5-dl-Petflaschen verwenden. Beginnen Sie jeweils mit dem schwächeren Arm.
   Wirkung: Kräftigt den Bizeps (vorderer Teil der Oberarmmuskeln).

Schöne Schultern (Deltaübung) mit Kurzhanteln
Wirkung: Formt und kräftigt den oberen seitlichen Teil der Schultern und Oberarme.

Trizepsübung auf Bank/Stuhl. Im Alltag wird der Trizeps, der hinten liegende Teil der Oberarmmuskulatur, oft vernachlässigt. Je straffer er ist, umso weniger «schwabbeln» die Oberarme beim Winken. Auch helfen gut trainierte Trizepsmuskeln dabei, schwere Dinge herunterzuheben oder in die Höhe zu stemmen.
   Wirkung: Einfache, aber sehr effiziente Übung für eine straffe Rückseite der Oberarme.

Gewicht lass nach

Solange Sie stillen, ist eine Diät tabu. Machen Sie sich noch keine zu grossen Gedanken über Ihr Gewicht und Ihre Figur. Dennoch können Sie nun, wenn Sie vielleicht wieder mehr Entspannung und Schlaf haben, Ihre Ernährung langsam so umstellen, dass die letzten Kilos von der Schwangerschaft fast wie von selbst purzeln.

Wer nach der Geburt nicht abnehmen kann, sollte sich nicht unter Druck setzen, sondern geduldig sein und darauf achten, nicht noch mehr zuzunehmen. Stehen Sie neun Monate oder ein Jahr nach der Geburt Ihres Kindes vor den Spiegel und auf die Waage und überlegen Sie sich, was jetzt noch verändert werden muss. Denn nach neun Monaten Schwangerschaft braucht der Körper rund neun Monate Zeit, um wieder in die alte Form zurückzufinden. Wenn danach noch überflüssige Kilos vorhanden sind, können diese jetzt intensiv angegangen werden: mit mehr Bewegung und mit weniger und sinnvollerem Essen.

Zweckmässige Ernährungsumstellung

Für Menschen, die aufs Gewicht achten wollen oder müssen, ist es schlau, weniger Brot, Pasta und andere einfach verwertbare Kohlenhydratquellen zu essen oder sich die rasch ins Blut übergehenden Kohlenhydrate durch vorgängige sportliche Aktivität erst mal zu verdienen. Denn vor allem stark verarbeitete Kohlenhydrate (Weissmehl, Zucker, Gebäck, weisser Reis, Kartoffelstock usw.) liefern zwar Energie, aber sie erhöhen auch den Insulinspiegel. Das ist ungünstig, denn Insulin ist das wichtigste Speicher- und Wachstumshormon. Es fördert die Fetteinlagerung in die Fett- und Muskelzellen und bremst die Fettverbrennung ab. Damit ist Insulin ein eigentliches «Masthormon», das die Gewichtszunahme fördert. Einfach ausgedrückt: Zu viel Stärke und Zucker – insbesondere in Kombination mit Bewegungsmangel – erhöhen das Risiko für Übergewicht. Ausserdem liefern Kohlenhydrate Energie, sie sind aber im Gegensatz zu Proteinen und Fettsäuren nicht lebensnotwendig. Deshalb sollte der Kohlenhydrat-anteil reduziert werden, und es sollten Lebensmittel vorgezogen werden, die anhaltend satt machen und den Magen füllen, etwa Eiweisse, Nahrungsfasern und Wasser. Sicher ist, dass die gleichzeitige Anwesenheit von Kohlenhydraten und Fetten auf dem Teller das Übergewicht fördert.

Besonders wichtig ist eine solche Ernährungsumstellung für Menschen mit einem «Rettungsring» sowie Fettgewebe um Bauch und Brustkasten. Denn mit der Zunahme des inneren Bauchfetts steigt das Risiko für Folge-erkrankungen wie Herzerkrankungen, Bluthochdruck, Fettstoffwechselstö-rungen, Typ-2-Diabetes, Störungen des Hormonstoffwechsels und Krebs. Auch die Blutfettwerte verändern sich ungünstig: Das «schlechte» LDL-Cholesterin nimmt zu, das gefässschützende «gute» HDL-Cholesterin wird reduziert.

INFO *Eine kohlenhydratreduzierte Ernährung wird Low-Carb-Diät genannt. Ein guter Low-Carb-Menüplan berücksichtigt die Empfehlung, viel Gemüse und Salat, mit gesundem Öl (Olivenöl, Rapsöl) zubereitet, zu essen; häufig Milchprodukte, Eier, Fisch, Nüsse und Hülsenfrüchte, moderat mageres Fleisch und Fisch; wenig Vollkornprodukte, Reis, Nudeln und Kartoffeln und möglichst selten verarbeitetes Getreide und Lebensmittel aus Weissmehl sowie Süssig-keiten. Dies entspricht der Mittelmeerküche, die als gesündeste Ernährungsform gilt.*

TIPP *Kohlenhydrate sind nicht gleich Kohlenhydrate. Wählen Sie komplexe Kohlenhydratquellen wie Nüsse, Hülsen-früchte, Gemüse und Vollkorngetreide (Hafer, Roggen, Hirse, Buch-weizen, Quinoa, Amarant). Sie lassen, im Gegensatz zu stark verarbeiteten raffinierten Kohlenhydratquellen, wie z. B. aus Weiss-mehl hergestellten Lebensmitteln, den Blutzuckerspiegel nur mässig ansteigen. Dank einem hohen Anteil an Nahrungsfasern halten sie länger satt und versorgen den Körper mit andern wichtigen Inhalts-stoffen (z. B. Mineralstoffe, wertvolle Fette und Proteine). Ungünstige Nahrungsmittel wie Chips, Weissbrot oder Guetzli liefern dagegen (fast) nur Energie.*

ÜBERSICHT: KOHLENHYDRATDICHTE* VON LEBENSMITTELN

Nahrungsmittel	Kohlenhydratgehalt/100 Gramm
Zucker	100 g
Gummibärchen, Lakritze	77 bis 86 g
Konfitüre, Honig	71 bis 75 g
Knäckebrot	70 g
Kuchen, Guetzli	50 bis 65 g
Schokolade	43 bis 65 g
Brot, Brötchen	38 bis 51 g
Teigwaren (gekocht)	30 g
Reis, Mais, Hirse (gekocht)	20 bis 25 g
Obst – zuckerreich (Banane, Mango, Ananas, Weintrauben, Kirschen u. a.)	13 bis 20 g
Kartoffeln	14 g
Gezuckerte Milchprodukte	13 bis 18 g
Hülsenfrüchte, gegart (Linsen, Bohnen, Erbsen, Sojabohnen, Kichererbsen)	3 bis 16 g
Obst – zuckerarm (Zitrusfrüchte, Apfel, Birne, Beerenobst, Melone, Papaya, Kiwi u. a.)	2 bis 10 g
Gemüse, Salat und Pilze	1 bis 7 g
Milch, Joghurt, Quark und Kokosmilch (ungezuckert)	2 bis 5 g
Frischkäse, Sahne, saure Sahne, Käse	< 1 g
Nüsse, Kerne	< 1 g
Fleisch und Wurst, Fisch und Meerestiere, Ei	0 g
Fette und Öle	0 g

* Die Kohlenhydratdichte gibt an, wie viele Gramm Kohlenhydrate in 100 g enthalten sind.

Quelle: Bundeslebensmittelschlüssel

Neun Regeln für eine gute Figur bis zu Babys 1. Geburtstag

Regel 1: Mengen ändern

Ideal ist eine ausgewogene Mischkost mit viel Gemüse und Salat, genügend Proteinen, hochwertigen Fetten. Es geht nicht darum, die Kohlenhydrate komplett wegzulassen, sondern sie sinnvoll zu reduzieren: statt sieben Kartoffeln zum Fisch zu essen und auf die Mayonnaise zu verzichten lieber nur eine Kartoffel, viel Spinat und etwas Mayonnaise nehmen.

Regel 2: Weniger Kohlenhydrate

Wer abnehmen will oder gegen eine Gewichtszunahme kämpft, sollte Insulinspitzen verhindern und sich kohlenhydratarm ernähren. In Gramm ausgedrückt bedeutet dies etwa 65 Gramm Kohlenhydrate pro Tag (Tabelle nebenan). Statt Pasta mit Sauce also besser ein Salatteller mit Eiweiss oder ein Gemüseteller mit Eiweiss etc. Ohne Brot! Kohlenhydrate aus Hülsenfrüchten, Vollkorn, Gemüse und Früchten sind besser als der Zucker in Süssgetränken.

Regel 3: Pausen zwischen den Mahlzeiten

Fettzellen werden erst angezehrt, wenn längere Zeit kein Kohlenhydratnachschub erfolgt. Deshalb essen Sie am besten höchstens dreimal pro Tag – und zwar erst dann, wenn Sie Hunger haben. Dazwischen nicht naschen! Dies gibt dem Körper die Gelegenheit, sich bei den Fettdepots zu bedienen, anstatt sich den immer von Neuem ankommenden Kohlenhydraten zu widmen – das Gewicht sinkt.

Regel 4: Frühes Abendessen

Nehmen Sie das Abendessen rechtzeitig ein (z. B. um 18 statt um 22 Uhr) und verzichten Sie danach auf einen Spätimbiss und Knabbereien. Diese führen nachts zu einem hohen Insulinspiegel und zum Speichern von Fett.

Regel 5: Keinen Heisshunger aufkommen lassen

Überbrücken Sie morgens und nachmittags den kleinen Hunger zwischen den Hauptmahlzeiten wenn nötig mit kleinen kohlenhydratarmen Zwischenmahlzeiten, etwa mit einem Stück Käse, einem Rüebli oder einer Handvoll Nüsse.

Regel 6: Milchprodukte/Käse essen

Milchprodukte und Käse konnten in verschiedenen Studien das Abnehmen fördern, sie gelten als echte Fatburner. Sowohl Kinder als auch Erwachsene, die Milch und Milchprodukte konsumieren, sind schlanker als solche, die darauf verzichten. Wer Lactose (Milchzucker) nicht verträgt, sollte lactosefreie oder -arme Milchprodukte bevorzugen. Hartkäse wie Greyerzer oder Emmentaler sind von Natur aus lactosefrei.

Regel 7: Babys Brei nicht fertig essen

Viele Mütter nehmen nur deshalb nicht ab, weil sie Babys Brei fertig essen. Dies erhöht jedes Mal den Blutzuckerspiegel und kommt einem ständigen Naschen gleich. Sie müssen den Brei auch nicht probieren, da er nicht Ihnen, sondern Ihrem Baby schmecken muss – und es hat noch viel mehr Geschmacksknospen auf der Zunge als Sie, weshalb ihm auch ein ungesalzener und ungezuckerter Brei schmeckt.

Regel 8: Keine typischen Kindergerichte

In vielen Familien wird sehr kohlenhydratreich gegessen, Blutzucker- und Insulinspiegel sind immer oben: morgens Nutella-Brot, zum Znüni Süssigkeiten, mittags Spaghetti, Pizza usw. Das ist für niemanden gesund.

Regel 9: Kohlenhydrate verdienen

Es gilt die Regel, dass man sich die Kohlenhydrate dann leisten kann, wenn man sich viel bewegt. Also zum Beispiel das Tortenstück nach dem flotten Sonntagsspaziergang.

Gesunde Alternativen

Manchmal übermannt einen einfach die Lust auf etwas Ungesundes, Süsses, Salziges, Scharfes. Was steckt dahinter? Soll man der Lust nachgeben – und wenn ja, wie am besten?

Sie haben Lust auf etwas Süsses (z. B. Guetzli, Kuchen)?

Die Ursache: Wahrscheinlich ist Ihr Blutzuckerspiegel niedrig, oder Sie möchten Ihre schlechte Laune verbessern oder eine Stresssituation durch Essen entschärfen. Keine Frage: Süssigkeiten verbessern die Stimmung, aber nur äusserst kurzfristig. Am besten beugen Sie vor, indem Sie Stress und andere Situationen, die Sie zum Essen verleiten, zu vermeiden versuchen. Essen Sie regelmässig genügend und wählen Sie gut sättigende Mahlzeiten, die reichlich Nahrungsfasern aus Salat, Vollkorngetreide, Hülsenfrüchten und Gemüse, Wasser und genügend Proteine liefern. Das dämpft langfristig die Lust auf Süsses. Konsumieren Sie jetzt:

- süsse Früchte wie Melonen oder Kirschen, weil sie süss schmecken, aber neben dem natürlich vorkommenden Zucker viele Vitamine, Mineralstoffe und zellschützende bioaktive Substanzen enthalten;
- Trockenfrüchte, weil sie dieselben Vorteile wie frische Früchte aufweisen. Sie sättigen am besten, wenn Sie dazu ein grosses Glas Wasser trinken (z. B. Energiekugeln, siehe Seite 96);
- schwarze Schokolade, weil sie stimmungsaufhellend und anregend wirkt und zellschützende bioaktive Substanzen aus der Kakaobohne liefert. Je schwärzer die Schokolade, also je höher der Kakaoanteil, umso weniger beeinflusst sie den Blutzuckerspiegel. Auch gut: geröstete ganze Kakaobohnen oder Naturequark oder -joghurt mit etwas Kokosblütenzucker und Kakaonibs;
- einen Kaffee, weil auch dieser Inhaltsstoffe enthält, die stimmungsfördernd sind und munter machen;
- Zimt-Kaugummi als Alternative zu einem Dessert nach dem Essen. Er schont die Zähne, vor allem, wenn er mit Xylit gesüsst ist, das Kariesbakterien absterben lässt;
- ein Stück Sauerteig-Roggenvollkornbrot, das Sie langsam im Mund zergehen lassen. Dabei entsteht ein süsser Brei, weil gewisse Enzyme im Speichel die Stärke in Traubenzucker spalten.

Sie haben Lust auf etwas Salziges (z. B. Chips)?
Die Ursache: Lust auf etwas Salziges hat meistens nicht mit einem Salzmangel zu tun, sondern mit der persönlichen Geschmacksprägung. Doch zu viel Salz kann den Durst auf süsse oder alkoholische Getränke fördern. Deshalb sollten Sie versuchen – vor allem auch, wenn Kinder mitessen –, etwas weniger salzig zu kochen und die Speisen nicht nachzusalzen. Essen Sie jetzt:

- Oliven, die den Körper mit hochwertigen Fettsäuren und vielen bioaktiven Substanzen versorgen;

- gesalzene Mandeln, die besser sättigen als Chips, weil sie hochwertige Fettsäuren und Proteine, aber auch Mineralstoffe wie Kalzium und Magnesium liefern;
- Quark mit frischen Kräutern und wenig Salz, weil dies würzig schmeckt und wirksame ätherische Öle liefert, die der Gesundheit guttun, indem sie die Zellen schützen, desinfizieren oder die Stimmung anheben (Thymian, Salbei, Basilikum, Schnittlauch);
- heisse Bouillon, weil sie neben Salz auch viel Wasser enthält sowie Auszüge aus Gemüse oder Fleisch. Zudem wirkt etwas Heisses nachweislich appetitdämpfend;
- Hobelkäseröllchen, weil diese viel Kalzium enthalten, die den Knochen und Zähnen guttun, aber auch sättigende Proteine;
- ein Glas Tomatensaft, weil dieser kalorienarm ist, aber viele Vitamine, die Mineralstoffe Kalium und Magnesium und den zellschützenden roten Tomatenfarbstoff Lykopen liefert.

Sie haben Lust auf etwas Scharfes?

Die Ursache: Vielleicht schmecken Ihnen scharfe Lebensmittel. Oder Sie haben schon feststellen dürfen, dass Chili und andere scharfe Gewürze Ihnen guttun. Sie lösen auf der Zunge einen Schmerzreiz aus, der die Bildung des körpereigenen Glückshormons Endorphin anregt. Currywurst ist allerdings nicht erste Wahl, da sie sehr fetthaltig und kalorienreich ist und zugleich von der Schärfe her zu wenig wirksam ist. Essen Sie jetzt:
- Rauchlachs mit Meerrettich, weil der Lachs ebenfalls stimmungsaufhellende Omega-3-Fettsäuren liefert und der scharfe Meerrettich erwiesenermassen viren- und bakterientötend wirkt;
- Knoblauchdip (Quark) mit Gemüse, weil dieser Snack kalorienarm und trotzdem sättigend ist und weil Knoblauch nicht nur die Zellen schützt, sondern sogar ähnlich wie ein Antibiotikum gewisse Bakterien in Schach halten kann;
- Erdnüsse mit Wasabi, weil die bioaktive Substanz Resveratol, die in den Erdnüsschen steckt, Krankheiten wie Krebs und Herz-Kreislauf-Erkrankungen vorbeugt. Wasabi fördert die Verdauung und bekämpft dank der darin vorhandenen Senföle Krankheitserreger wie Viren, Pilze und Hefen;
- Radieschen, weil diese nur etwa 14 Kilokalorien pro 100 Gramm, dafür grosse Mengen an Vitamin C, Kalium und Eisen enthalten.

Die für die Schärfe verantwortlichen Senfölglykoside fördern die
Verdauung und können Bakterien und Pilze abtöten;

■ asiatisches Essen, weil dies, sofern die dazu servierte Menge Reis be-
scheiden ausfällt, meist gesund ist und stimmungsaufhellend wirkt.

Sie haben Lust auf Pizza?
Die Ursache: Ein knuspriger Boden, fein belegt, macht immer wieder Lust,
auch wenn es weit gesündere Lebensmittel gibt, die den Blutzuckerspiegel
weniger ansteigen lassen, länger sättigen und mehr Nahrungsfasern, Vitamine und Mineralstoffe liefern. Pizza erinnert eben auch an Urlaub. Deshalb: anstatt sich mit Kalorien vollzupumpen, mal wieder ausspannen,
spazieren gehen – oder die nächsten Ferien planen. Essen Sie jetzt:

■ Pizza, aber … eine mit einem besonders dünnen Boden, belegt mit
Thunfisch, Kochschinken, Bresaola, Meeresfrüchten, Spinat,
Peperoni, Rucola, Artischocken, Tomaten und wenig Mozzarella;

■ Insalata caprese, weil auch er Erinnerungen an heisse Ferientage
weckt, aber weit gesünder und kalorienärmer ist. Tomaten enthalten zellschützendes Lykopen, Mozzarella knochenfreundliches
Kalzium, Olivenöl hochwertige Fettsäuren und Basilikum ätherische Öle, welche die Zellen vor vorzeitiger Alterung bewahren;

■ Prosciutto-Melone, weil auch dies ein leichtes Mittelmeergericht ist.
Melonen bestehen zu 90 Prozent aus Wasser. Im Fruchtfleisch
finden sich die Vitamine A, Beta-Carotin und C sowie Kalium. Und
Rohschinken versorgt den Körper mit Eisen und etwas Protein.

So purzeln die Pfunde – und die Kondition kommt zurück

Wenn Sie mit Bewegung etwas abnehmen möchten, ist eine Kombination
zwischen einem hoch intensiven Intervall- und einem Krafttraining (HICT-
Training = *High Intensity Circuit Training*) angesagt. So verlieren Sie Fett,
aber keine Muskelmasse – und gleichzeitig kommt die Kondition zurück.
Wichtig ist, dass Sie bei den kurzen anstrengenden Phasen Vollgas geben,
ganz nach dem Motto «Schweissperlen sind die Tränen der Fettpolster».

Eine Sportstudie der Universität Padua konnte aufzeigen, dass Teilneh-
mer, die zwölf Wochen lang ein hoch intensives Intervalltraining mit

gleichzeitigen Kraftübungen ausführten, im Schnitt fast fünfeinhalb Kilo Körperfett verlieren konnten. Der Clou: Sie trainierten nur gerade je sieben Minuten an je drei Tagen pro Woche mit dieser Methode und machten insgesamt nicht mehr als 150 Minuten Sport pro Woche! Neben dem Gewichtsverlust verbesserten sich bei den Teilnehmenden auch der Blutdruck und die Blutfett- und Cholesterinwerte. Wer mit einem herkömmlichen Ausdauersport wie Walken, Joggen oder Velofahren trainierte (Vergleichsgruppe), verlor deutlich weniger Gewicht, und auch der Blutdruck sowie die Blutfettwerte verbesserten sich weniger deutlich.

Bei einem guten Training werden möglichst viele verschiedene Muskelgruppen beansprucht. Dazwischen gibt es kurze Pausen zum Durchschnaufen, aber nicht zur vollständigen Erholung.

Die Kraftübungen des HICT tragen massiv zur Fettverbrennung bei. Es wird vor allem Unterhautfett abgebaut – und zwar viel mehr als bei einem herkömmlichen Kraft- und Ausdauertraining. Studien zeigen, dass nach einem solchen Work-out dank dem Nachbrenneffekt noch bis zu 72 Stunden lang eine bessere Fettverbrennung stattfindet und der Stoffwechsel nachhaltig angeregt wird. Gleichzeitig verbessert das Training durch den ständigen Wechsel der Übungen das Gleichgewicht und die Koordination. Sogar bei herzkranken Menschen liessen sich in einer grossen Studie die Atem- und Herzfunktionen rund doppelt so stark verbessern wie mit einem herkömmlichen Training.

So bauen Sie Ihre Kondition wieder auf

Gemäss heutigem Wissensstand ist ein sogenanntes Intervalltraining am besten, wenn Sie mit möglichst wenig Zeitaufwand viel erreichen möchten. Typisch für ein Intervalltraining ist die Abwechslung zwischen Belastungs- und Erholungsphasen (Intervalle). Die Erholungsphasen sind so kurz gewählt, dass sich der Körper nicht vollständig erholen kann. Dadurch wird ein starker Trainingsreiz ausgeübt.

Das Intervalltraining ist rasch durchgeführt und sehr effizient. Studien zeigten auf, dass sich mit kurzen, aber sehr intensiven Belastungsphasen im Wechsel mit ebenfalls kurzen Erholungsphasen in wenigen Minuten pro Tag ebenso viel erreichen lässt wie mit einem 90- bis 120-minütigen traditionellen Ausdauertraining bei moderater Intensität. Eine weitere Studie belegt, dass auch das sogenannte Kurzzeit-HIIT (Kurzzeit-Hochintensitäts-Intervalltraining, engl. *Short Term High Intensity Interval Training*)

HICT ODER HIIT – WAS IST WAS?

Sowohl HIIT (*High Intensity Interval Training*) als auch HICT (*High Intensity Circuit Training*) sind hochwirksame Trainingsmethoden, die sich jedoch in der Zielsetzung unterscheiden. **HICT** zählt zu den Methoden des **Krafttrainings.** Das Ziel von HICT ist eine Zunahme des Muskelwachstums, wobei die Ausdauer mittrainiert wird. **HIIT** ist ein reines Ausdauertraining, das in ungefähr denselben Zeiteinheiten abläuft (z. B. mit ganzer Kraft rennen, kurz pausieren, mit ganzer Kraft rennen usw.). ▪

eine sehr sichere Trainingsvariante ist. Um gleichzeitig Muskeln aufbauen zu können, kombinieren Sie das HIIT mit einem Krafttraining (HICT).

Anleitung fürs HICT:

- Stellen Sie in einem genügend grossen, gut belüfteten Raum (Wohnzimmer, Büro, Schlafzimmer) oder draussen (Wiese, Garten) einen Zirkel auf, der mindestens sechs der folgenden Übungen beinhaltet.
- Stellen Sie sicher, dass Sie die einzelnen Übungen des Trainings gut beherrschen und fehlerfrei und korrekt ausführen. Üben Sie sie deshalb «trocken» und langsam, bis Sie sicher sind, dass alles sitzt. Vielleicht schauen Sie sich dabei im Spiegel zu oder lassen eine geübte Person zuschauen und beurteilen, ob Sie sauber trainieren. Fehler sieht man bei sich selber kaum, sie können aber negative Folgen haben und schleifen sich ein, sodass das korrekte Üben danach viel schwerer wird.
- Legen Sie eine gute, rhythmische CD ein.
- Hilfreich ist eine App, die Sie automatisch daran erinnert, wann die Übung bzw. die Pause vorbei ist (z. B. Tabata).
- Wärmen Sie sich ausgiebig auf (siehe Seite 33).
- Geben Sie jeweils 30 Sekunden lang Vollgas. Wichtig ist, dass Sie die Übung als hart empfinden – auf einer Skala von 1 bis 10 sollte die gefühlte Anstrengung zwischen 7 und 9 liegen. Machen Sie dabei so viele Wiederholungen wie möglich (15 bis 20 sollten möglich sein), bis Sie wirklich an Ihre Grenzen kommen und der Puls deutlich erhöht ist. Die Pause, während der Sie zum nächsten Posten, sprich zur nächsten Übung wechseln, beträgt jeweils fünf bis zehn Sekunden (für blutige Anfängerinnen 20 Sekunden).

- Machen Sie den Zirkel mehrmals hintereinander, trainieren Sie insgesamt 7 bis 10 Minuten lang (Aufwärmen und Trainingsabschluss nicht eingerechnet).
- Lassen Sie das Training sanft ausklingen, führen Sie ein paar Dehnungs- oder Entspannungsübungen durch (Abschluss des Trainings siehe Seite 45).
- Drei bis vier Trainings pro Woche sind genug, dazwischen jeweils zwei Tage Pause.
- Stillen Sie vor dem Training.

 TIPP *Wird Ihnen das Training zu einfach? Wechseln Sie nach zwölf Wochen zu anderen Übungen. Drehen Sie die Reihenfolge der Übungen um, trainieren Sie 45 Sekunden intensiv oder machen Sie nur noch fünf Sekunden Pause zwischen den einzelnen Übungen. Wenn Sie immer wieder neue Reize setzen, können Sie Ihre Kondition kontinuierlich verbessern.*

Beachten Sie: Die positiven Effekte treten nur ein, wenn Sie bis an Ihre Grenzen gehen und wirklich Vollgas geben. Trotzdem sollten Sie die ersten Trainings vorsichtig angehen, vor allem in den ersten Monaten nach der Geburt und wenn Sie untrainiert oder übergewichtig sind. Am besten fragen Sie Ihren Arzt, ob er Ihnen grünes Licht geben kann. Sogenannte «isometrische Übungen», bei denen Sie etliche Sekunden lang dieselbe Position stabil innehalten (z. B. Plank oder Wall Sit), sollten Sie vermeiden, wenn Sie Herzprobleme haben oder unter Bluthochdruck leiden. Dann sind Übungen, bei denen Sie in Bewegung sind, besser geeignet (z. B. Liegestützen).

TIPP *Atmen Sie gut und tief. Vermeiden Sie Pressatmung oder das Anhalten der Atmung.*

ACHTUNG *Leiden Sie unter Bluthochdruck? Dann verzichten Sie auf isometrische (gehaltene) Übungen wie Planks oder Side-Planks.*

HICT FÜR EINSTEIGERINNEN

www.beobachter.ch/mami_10

Russian Twists
Wirkung: Effiziente Übung für einen gut geformten Bauch, trainiert die schrägen Bauchmuskeln und verhilft zu einer schön geformten Taille.

Step-ups
Wirkung: Regt das Herz-Kreislauf-System an, formt Beine und Gesäss.

Squats mit Medizinball
Wirkung: Trainiert den ganzen Körper, kräftigt Beine und Gesäss sowie die Rumpfmuskulatur.

Dips mit Stuhl/Treppenabsatz/Stepper
Wirkung: Formt schöne Oberarme, kräftigt den Trizeps und die Schulterpartie.

Planks
Wirkung: Beansprucht den ganzen Körper, regt den Stoffwechsel an, verbessert die Körperhaltung und formt einen schönen Bauch, senket das Verletzungsrisiko im Rückenbereich.

Knees-up
Wirkung: Trainiert das Herz-Kreislauf-System und die grossen Muskelgruppen, für schöne, straffe Beine.

Lunges (Ausfallschritte) mit Medizinball
Wirkung: Eine der besten Übungen für einen knackigen Po. Bringt die Beine in Form, trainiert viele grosse Muskelpartien gleichzeitig und hilft dadurch mit, reichlich Kalorien zu verbrennen.

Mountain Climber
Wirkung: Ideale Ganzkörperübung, die zudem das Gleichgewicht verbessert. Trainiert Schulter-, Gesäss- und Beinmuskulatur, bringt die Bauchmuskulatur wieder in Form.

155

Side Planks

Wirkung: Formt und stärkt die seitliche Bauchmuskulatur, strafft die Taille.

Jumping Jacks

Wirkung: Tolle Ganzkörperübung, die Rücken-, Gesäss- und Beinmuskeln trainiert. Gut für die Ausdauer, regt das Herz-Kreislauf-System an.

Schwimmen

Wirkung: Trainiert die Rückenmuskulatur, stärkt vor allem die langen Rückenmuskeln, die seitlich der Wirbelsäule verlaufen (Latissimus).

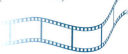

 INFO *Eine 60 Kilo schwere Frau, die wöchentlich vier Stunden Ausdauersport betreibt, darf etwa 800 Kilokalorien mehr pro Tag essen als eine Frau, die keinen Sport treibt. Das entspricht etwa 150 Gramm Schokolade.*

LEIDEN SIE UNTER MUSKELKATER?

Muskelkater ist unangenehm, aber nicht gefährlich oder schädlich. Er tritt auf, wenn ein Muskel überbeansprucht wurde, etwa durch eine ungewohnte Dehnung (Bergabwärtsgehen, Herunterspringen usw.). Dabei werden kleine Muskelfasern überlastet und geschädigt. Sie können sich das vorstellen wie lange gelagerte Gummibändchen, die beim ersten Dehnen reissen. Anschliessend kommt es zu einer Entzündung am Ort der Verletzung, das Gewebe schwillt an, wird stärker durchblutet und schmerzt. Meistens treten die Schmerzen zwischen 12 und 24 Stunden nach der Belastung auf. Muskelkater kann einige Tage andauern; in dieser Zeit heilen die kleinen Schäden ab, es werden neue, belastbarere Muskelfasern gebildet.

Am besten beugen Sie vor, indem Sie sich jeweils gut aufwärmen und richtig dosiert, also massvoll trainieren. Stretchen nach dem Training beugt dem Muskelkater übrigens nicht vor, da der Schaden an den feinen Muskelfasern bereits vorher passiert ist. Hat es Sie erwischt, lindern leichte Bewegungen, Wärme (z. B. ein Bad) und eine sanfte Massage den Schmerz. ∎

Auch wenn ein HICT am effizientesten ist, lohnt sich jegliche Art der Bewegung, um ein gutes Gewicht zu erreichen oder zu halten. Wer mehr Muskeln hat, verbrennt dauerhaft mehr Fett. Deshalb zahlt sich ein Kraft-training immer aus. Doch auch andere körperliche Aktivitäten im Alltag sind sinnvoll. Eine schweizerische Gesundheitsbefragung hat ergeben, dass das Risiko für Übergewicht bei Menschen, die regelmässig zu Fuss unterwegs sind, um 20 Prozent und bei Fahrradfahrern um 30 bis 40 Prozent niedriger ist als bei Autofahrern.

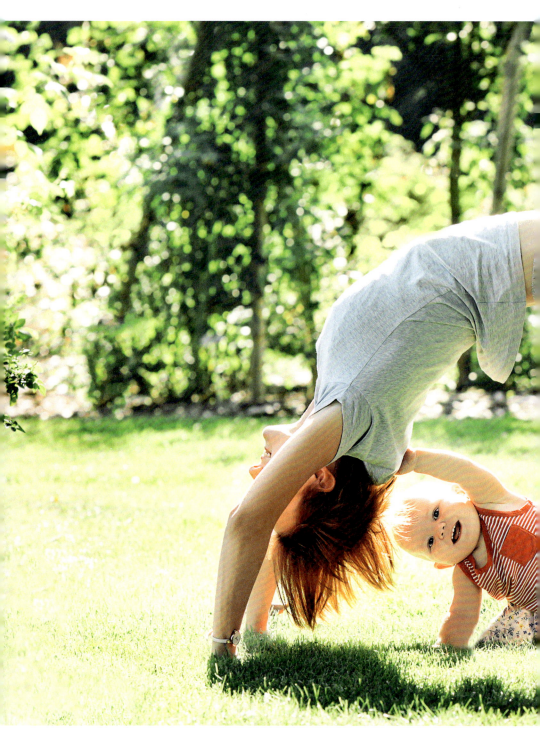

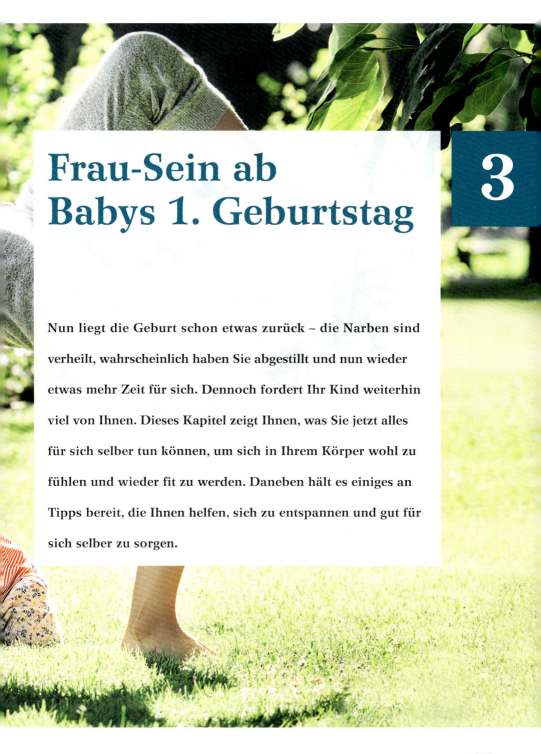

Frau-Sein ab Babys 1. Geburtstag

3

Nun liegt die Geburt schon etwas zurück – die Narben sind verheilt, wahrscheinlich haben Sie abgestillt und nun wieder etwas mehr Zeit für sich. Dennoch fordert Ihr Kind weiterhin viel von Ihnen. Dieses Kapitel zeigt Ihnen, was Sie jetzt alles für sich selber tun können, um sich in Ihrem Körper wohl zu fühlen und wieder fit zu werden. Daneben hält es einiges an Tipps bereit, die Ihnen helfen, sich zu entspannen und gut für sich selber zu sorgen.

Die Entscheidung,
ein Kind zu haben,
ist von grosser Tragweite.
Denn man beschliesst für alle Zeit,
dass das Herz
ausserhalb des Körpers herumläuft.

Elisabeth Stone

Wieder in Form kommen

Vielleicht tragen Sie immer noch einige Kilos zu viel mit sich herum, sind noch nicht zufrieden mit Ihrer Figur und Ihrer Fitness. Dieses Kapitel zeigt Ihnen auf, wie Sie die restlichen Pluspfunde verlieren, Ihren Körper straffen, Muskeln aufbauen und eine gute Kondition zurückgewinnen. Sie können die Tipps ab dem 1. Geburtstag Ihres Babys anwenden, sie sind aber auch geeignet für Mütter älterer Kinder, die bewusst etwas für sich selber tun möchten.

Sie sind immer noch nicht zufrieden mit Ihrem Gewicht? Bleiben Sie gelassen. Ein Ernährungstagebuch, in dem Sie auch notieren, wie Sie sich beim Essen fühlen, kann erste Hinweise geben, woran es hapert. Essen Sie vor dem Kühlschrank, schlingen Sie hastig herunter, weil der nächste Termin wartet oder Ihr Kind gefüttert werden möchte? Naschen Sie aus Langeweile oder um sich zu trösten oder zu belohnen? Versuchen Sie, bewusst und in Ruhe zu essen und auf Ihre Körpersignale zu achten. Wann haben Sie Hunger, wann Durst, wann sind Sie satt? Geben Sie diesen Körpersignalen nach. Um abzunehmen, eignet sich das HICT (siehe Seite 155) am besten, kombiniert mit einer ausgewogenen Ernährungsweise.

TIPP *Streben Sie kein Untergewicht an, nur weil Sie vor der Schwangerschaft fast schon mager waren. Ihr Körper ist in Ordnung, wenn Sie sich im Bereich des Normalgewichts bewegen. Muskeln sind übrigens schwerer als Fett. Deshalb sind Sie vielleicht trotz schöner Figur schwerer als zuvor. Wenn Sie nachweislich übergewichtig sind und über zu viele Fettdepots verfügen, lohnt es sich, jetzt noch abzunehmen, anstatt übergewichtig in die nächste Schwangerschaft zu starten.*

So nehmen Sie nach dem 1. Geburtstag Ihres Kindes ab:
- Gehen Sie massvoll mit Zucker und raffinierten Kohlenhydraten (Weissmehl, Guetzli, Gebäck) um. Viele Lebensmittel enthalten zu viel Zucker und fördern dadurch das Übergewicht.

- Je die Hälfte Ihrer Hauptmahlzeit sollte aus Früchten, Gemüse und/oder Salat bestehen, ein Viertel bis ein Drittel aus Eiweiss (Fleisch, Fisch, Eier, Hülsenfrüchte), maximal ein Viertel aus Kohlenhydraten (Teigwaren, Vollreis, Vollkornbrot).
- Snacken Sie nicht. Je häufiger Sie pro Tag essen, umso eher nehmen Sie zu.
- Machen Sie Tellerservice; überlegen Sie sich vor der Mahlzeit, wie viel Sie essen möchten.
- Essen Sie erst, wenn Sie Hunger haben (Magenknurren).
- Verwechseln Sie Appetit nicht mit Hunger.
- Hören Sie auf zu essen, wenn Sie satt sind. Bis das Sättigungsgefühl eintritt, vergehen 15 bis 30 Minuten. Essen Sie also möglichst langsam.
- Alkohol regt den Appetit an und bremst den Fettstoffwechsel. Jetzt besser reduzieren oder ganz darauf verzichten!
- Essen Sie die Breie und Mahlzeiten Ihres Kindes nicht fertig.
- Je nach Anzahl Ihrer überschüssigen Kilos haben Sie Anspruch auf eine von den Krankenkassen bezahlte, individuelle Ernährungsberatung. Fragen Sie Ihre Ärztin.
- Rechnen Sie damit, pro Woche höchstens ein Kilo abzunehmen.
- Schliessen Sie sich mit Müttern zusammen, die dasselbe Ziel haben.
- Vergessen Sie es, aussehen zu wollen wie ein 15-jähriges Fotomodell. Druck und Stress erzeugen erst recht Heisshunger.

Schlank dank Bewegung – trotz Kinderstress

Sobald Sie sich sportlich betätigen, werden Stresshormone abgebaut. Doch Sport kann noch mehr: Er schützt Sie davor, von Reizen überflutet zu werden. Im Normalfall antwortet der Teil des vegetativen Nervensystems, der die körperlichen Aktivitäten bei Anstrengung und Stress regelt, in Stresssituationen besonders schnell mit der Ausschüttung von Stresshormonen. Sport wirkt dem entgegen, indem er die Widerstandsfähigkeit gegenüber Stress erhöht und Entspannung vermittelt. Besonders Frauen, die in Stresssituationen mit erhöhtem Blutdruck und Herzrasen reagieren, können diese Symptome mit regelmässiger Bewegung ausgleichen und etwas ruhiger werden. Sie können dem Stress einfach davonlaufen. Zwar nicht während der Arbeit, aber wenn Ihr Kind fremdbetreut wird, wenn Ihr Mann abends nach Hause kommt oder sogar wenn Sie mit dem Kinderwagen oder Babyjogger unterwegs sind.

TIPP *Besonders geeignete Anti-Stress-Sportarten sind Wandern, Joggen, Walking, Schwimmen, Radfahren, Skilanglauf, Tanzen. Planen Sie das Training nach langen unsportlichen Zeiten mit Ihrem Hausarzt, ebenso wenn Sie über 40-jährig sind.*

Es hilft Ihnen aber auch schon, wenn Sie sich im Alltag körperlich betätigen – Hauptsache, die Stresssymptome werden gedämpft. Das geschieht, indem Sie so oft wie möglich die Treppe statt den Lift benutzen, zu Fuss gehen statt mit dem Auto oder dem Tram. Oder im Garten arbeiten, etwas putzen oder beim Telefonieren hin- und hergehen. Sie können auch vor der Tagesschau leichte Gymnastik betreiben. Das Wichtigste ist, dass Sie sich überhaupt bewegen. Damit können Sie zudem effizient Herz-Kreislauf-Erkrankungen vorbeugen.

Um den Stoffwechsel so richtig auf Trab zu bringen, kommen Sie an einem **HICT** nicht vorbei. Es hilft Ihnen, die Kilos purzeln zu lassen (siehe Seite 155).

Das Gewicht und Folgeschwangerschaften

Manchmal werden Sie so rasch wieder schwanger, dass Sie es in der Zwischenzeit nicht schaffen konnten, wieder schlank zu sein. Nehmen Sie in diesem Fall in der Folgeschwangerschaft etwas weniger zu. Sonst laufen Sie Gefahr, nach jeder Schwangerschaft etwas schwerer zu bleiben und schliesslich übergewichtig zu sein, mit allen bekannten Folgen wie mehr Rückenschmerzen, Geburtskomplikationen etc. Eine Studie aus England zeigte, dass Mehrfachmütter grössere Mühe haben, wieder ihr Ausgangsgewicht zu erreichen. Spätestens beim dritten oder vierten Kind fehlt die Zeit, Sport zu treiben oder für sich selbst auf eine besonders gesunde Ernährung zu achten, mutmasst die Leiterin der Studie. Dennoch muss der stetige Gewichtszuwachs nicht sein: Als Mehrfachmutter verfügen Sie bereits über eine viel grössere Erfahrung im Umgang mit einem weiteren

Kind und sind geübter im Stillen oder Wickeln – das schafft Freiraum für Bewegung. Andererseits müssen Sie trotz schlafloser Nächte der grösseren Kinder wegen aufstehen und auf einen Mittagsschlaf verzichten, wenn Ihr Baby schläft.

Schlafen Sie tagsüber trotzdem immer, wenn sich die Möglichkeit dazu ergibt. Das ist besser als Sport. Treiben Sie Sport zusammen mit den Kindern oder lassen Sie (kurz!) ein grösseres Kind oder Ihren Partner hüten. Die grösseren Kinder mögen es, mit Ihnen Velo zu fahren, zu tanzen oder Fussball zu spielen. Egal was, aber bewegen Sie sich. Das macht allen Spass und muss nicht viel kosten. Auch ein HICT ist alles andere als zeitraubend. Wetten, dass Ihre grösseren Kinder gerne mitmachen und vielleicht gute Musikideen haben?

Straffes Bindegewebe

Wenn Sie den Eindruck haben, dass Ihr Körper nicht mehr straff ist, hängt dies meistens mit dem Bindegewebe zusammen. Es befindet sich von Kopf bis Fuss in unserem Körper. Diese sogenannte extrazelluläre Matrix hat viele Aufgaben; unter anderem hält sie den Körper in Form (siehe Kasten Seite 46). Ein aktiver Lebensstil mit viel Bewegung, gesunder Ernährung, wenig Gewichtsschwankungen und Stress hält das Bindegewebe länger straff und elastisch.

Durch die Gewichtszunahme während der Schwangerschaft, aber auch durch die damit verbundenen Hormonschwankungen hat Ihr Bindegewebe nun mehr oder weniger stark gelitten. Wie stark, hängt auch von Ihrer genetischen Veranlagung ab; manche Menschen haben von Natur aus ein schwächeres Bindegewebe als andere. Doch Sie können einiges dafür tun, um wieder einen strafferen Körper zu bekommen:

- **Ab jetzt vorbeugen.** UV-Strahlung, ständige Gewichtszu- und abnahmen, Alkohol und Nikotin schaden dem Bindegewebe ebenso wie anhaltender Stress. Bei letzterem wird anhaltend zu viel Cortisol ausgeschüttet, ein Stresshormon, das Wassereinlagerungen und die Entstehung von Körperfett fördert.
- **Gesund essen.** Vor allem raffinierte Kohlehydratquellen aus Weissmehl und Zucker schaden dem Bindegewebe. Pflanzliche Lebensmittel mit vielen bioaktiven Substanzen und Nahrungsfasern fördern die

Durchblutung und beugen Verstopfung vor, die die Durchblutung der Beine behindern kann. Hirse, Hafer, Roggen, Hülsenfrüchte, Nüsse, Kerne, Samen, viel Gemüse und Salat sind top. Achten Sie zudem auf eine ausreichende Eiweissversorgung. Eine Mittelmeerkost mit wenig Kohlenhydraten ist ideal (siehe Kasten Seite 183).

- **Wasser.** Trinken Sie viel und regelmässig. Dies regt den Stoffwechsel an und beugt Verstopfung und damit Cellulite vor.
- **Bewegung.** Bewegen Sie sich täglich mindestens eine halbe Stunde lang. Weniger gut sind Sprünge; sie können das Bindegewebe belasten, falls Sie noch nicht über eine gut ausgebildete Muskulatur verfügen. Optimal sind Yoga, Tanzen, Velofahren, Schwimmen oder Walken sowie Krafttraining. Ein gut trainierter, muskulöser Körper ist bis in die Haut besser durchblutet und sieht straffer aus.
- **Faszientraining.** Dehnen Sie Ihren Körper mindestens zweimal pro Woche (siehe Seite 45), atmen Sie dazu bewusst und tief ein und aus (siehe Zwerchfellatmung, Seite 59). Lesen Sie zum Faszientraining auch Seite 46.

- **Wechselduschen/Kneippen.** Kalt-warmes Duschen regt die Durchblutung an. Bewegen Sie den Duschkopf dabei jeweils von unten (Füsse) nach oben. Am besten fünfmal kurz im Wechsel warm-kalt.
- **Massage.** Verwenden Sie beim Duschen jeweils einen Sisalhandschuh, massieren Sie sanft die schlafferen Zonen, um die Durchblutung anzuregen. Gönnen Sie sich bei Wassereinlagerungen eine professionelle Lymphdrainage.
- **Stillen.** Viele Frauen beobachten, dass etwa Cellulite durch Stillen besser wird. Der Grund dafür: Auch die Hormone haben einen Einfluss aufs Bindegewebe.

> **TIPPS** *Eine schön gepflegte Haut vertuscht Problemzonen, die wegen eines schwachen Bindegewebes entstehen. Massieren Sie die Haut mit einem guten Peelingprodukt, um sie von abgestorbenen Hautschüppchen zu befreien. Der positive Nebeneffekt: Ein Peeling regt die Durchblutung der Haut an, wovon auch das Bindegewebe profitiert.*

Ingwer enthält zahlreiche ätherische Öle und Scharfstoffe. Letztere dämpfen Übelkeit und unterstützen die Darmfunktion. Das ist besonders für diejenigen Menschen interessant, die Wert auf schöne Beine legen. Je besser der Darm funktioniert, umso weniger Cellulite entsteht. Denn alles, was die Durchblutung des kleinen Beckens stört, fördert die Entstehung der unschönen Dellen.

Mit wenig Zeit ein Maximum erreichen

Keine Zeit – das ist die häufigste Ausrede junger Mütter (und anderer Menschen!), wenn es darum geht, ein Dasein als Couch-Potato zu rechtfertigen. Viele steigen hochmotiviert in einen Sportverein ein oder lösen ein Fitnessabo, geben aber rasch wieder auf und fallen zurück in den Sportmuffel-Trott. Doch die Ausrede «Zeit» gilt heute nicht mehr. Kurze Trainings, intensiv durchgeführt, bringen nämlich noch mehr als konventionelle Kraft- und Ausdauertrainings.

Die beste Methode, um leistungsmässig und von der Figur her wieder in Form zu kommen, ist gemäss heutigem Wissensstand die **HICT-Methode**. Beginnen Sie zwölf Wochen lang mit dem Einsteigertraining (mehr dazu auf Seite 155).

 INFO *Die Autorin bietet im Raum Bern (Outdoor) und in Val-de-Charmey FR (Indoor und Outdoor) spezielle HICT-Trainings für Mütter sowie weitere Sportkurse rund um Schwangerschaft und Muttersein an. Die Website finden Sie im Anhang.*

Braucht es eine spezielle Sporternährung?

Jein. Eins ist sicher: Muskeln wachsen nicht wie von Zauberhand durch das Anschauen einer Gewichtsscheibe ins Unermessliche. Für den Muskelaufbau braucht es beides: Krafttraining und Protein aus der Nahrung. Die Aminosäuren – aus diesen besteht Protein – sind Baustoffe für die Muskeln. Wer mehr Muskeln möchte, braucht logischerweise etwas mehr Protein als inaktive Menschen. Dies gilt übrigens gleichermassen für Kraft- und Ausdauersportler.

Heute wird sportlich aktiven Menschen empfohlen, täglich 1,6 bis 1,7 Gramm Protein pro Kilogramm Körpermasse aufzunehmen. Eine 65 Kilo schwere Frau braucht also knapp 110 Gramm Protein pro Tag, am besten verteilt auf Mahlzeiten, die sie direkt nach dem Training einnimmt. Damit wird der Muskelaufbau für ein paar Stunden angekurbelt. Welche Nahrungsmittel wie viel Protein enthalten, entnehmen Sie der Tabelle auf Seite 168.

Übrigens: Wer Unmengen an Protein verzehrt und dabei meint, automatisch muskulöser zu werden, wird bitter enttäuscht. Denn durch eine permanent zu hohe Proteinzufuhr «trainieren» die Muskeln, Protein abzubauen. Eine über längere Zeit erhöhte Proteinaufnahme kann sogar zu mehr Fettpolstern führen. Nicht zuletzt sprechen ökologische Gründe für einen vernünftigen Umgang mit Nahrungsprotein, denn die Produktion von tierischem Protein (Fleisch, Milch etc.) belastet die Umwelt mehr, als dies bei anderen Proteinquellen der Fall ist.

Unmittelbar nach dem Training ist ein Zeitfenster über mehrere Stunden bis Tage geöffnet, während dem die Muskeln empfänglicher für die Aminosäuren aus der Nahrung sind. Stehen dann die geeigneten Bausteine zur Verfügung, können sich die Muskeln optimal regenerieren und verbessern. Doch wo hat es die richtigen Aminosäuren für die Muskeln? Molkenprotein (engl. *whey protein*) in Form eines Shakes ist eine ideale Proteinquelle. Es ist schnell verdaulich, gut verträglich und optimales Futter für die Muskeln. Wer lieber «ganz normal» essen möchte, statt einen Proteinshake zu schlürfen, bevorzugt tierische Proteine. Optimal für den Muskelaufbau sind Milchprodukte wie Magerquark, Eier, mageres Fleisch (z. B. Rindsfilet, Pouletbrust) oder Fisch (z. B. Zanderfilet). Wer pflanzliche Lebensmittel bevorzugt, greift am besten auf Hülsenfrüchte zurück und achtet auf die richtige Kombination aus verschiedenen Nahrungsmitteln, um eine gute Aminosäurenzusammensetzung zu erreichen. Unter www.beobachter.ch/download finden Sie **drei Rezepte**.

Eine spezielle Sporternährung ist übrigens dann wichtig, wenn Sie sich täglich mehr als eine Stunde bewegen. Lassen Sie sich gegebenenfalls beraten.

TIPP *Sie finden niemanden, der Ihr Kind hütet, gehen aber gerne joggen oder Velo fahren? Überlegen Sie sich den Kauf eines Joggingkinderwagens, den Sie mit speziellem Zubehör auch am Mountainbike befestigen können. So können Sie – mit Kind – joggen oder Velo fahren, wann immer es Ihnen passt. Das zusätzliche Gewicht erhöht den Trainingsreiz.*

PROTEINGEHALT AUSGEWÄHLTER NAHRUNGSMITTEL IN DER ÜBERSICHT*

	Protein (g/100 g)	Fett (g/100 g)	Kohlenhydrate (g/100 g)	Nahrungsfasern (g/100 g)
Hülsenfrüchte				
Soja	16,0	10,0	0,2	7,0
Erbsen, gekocht	9,6	0,8	13,8	6,9
Linsen, gekocht	8,8	0,4	18,5	4,1
Bohnen, weiss, gekocht	8,5	1,1	17,6	18,4
Kichererbsen, gekocht	7,4	2,0	17,7	6,2
Nüsse, Kerne und Samen				
Erdnüsse	26,0	48,5	11,2	7,6
Mandeln	24,8	47,3	4,0	13,0
Sonnenblumenkerne	21,3	53,0	12,0	8,0
Cashewnüsse	18,2	45,2	26,6	3,6
Chiasamen, getrocknet	17,0	31,0	2,0	34,0
Baumnüsse	15,9	70,8	7,0	6,7
Haselnüsse	15,2	59,5	6,9	9,7
Getreide und Pseudogetreide				
Amarant (roh)	14,0	6,0	64,0	9,0
Quinoa	13,0	6,0	64,0	7,0
Weizenvollkorn	13,0	2,0	61,0	10,3
Buchweizen	12,8	1,7	71,0	3,7
Reis (roh)	6,6	0,6	78,3	1,4
Fisch und Fleisch (roh)				
Thon	23,4	6,2	0	0
Poulet	22,9	2,5	0	0
Rindfleisch	21,4	5,4	0	0
Schweinefleisch	21,4	8,3	0	0
Kalbfleisch	21,1	4,8	0	0
Lamm	20,5	5,8	0	0
Lachs	20,0	13,4	0	0
Weitere tierische Produkte				
Greyerzer	27,0	32,0	0	0
Hüttenkäse	12,7	4,5	2,4	0
Hühnerei	11,9	10,3	0,3	0
Magerquark	7,0	15,6	3,7	0
Naturejoghurt	4,0	3,6	4,5	0
Milch	3,3	3,4	4,7	0

*sortiert nach abnehmendem Proteingehalt

Training im Fitnesscenter

Sie trainieren gerne im Fitesscenter? Das ist eine gute Idee. Viele Fitnesscenter bieten im Abonnementspreis eingeschlossen Kinderbetreuung an.
Zu den angebotenen Zeiten lernen Sie hier ganz einfach andere Mütter
kennen, die sich in einer ähnlichen Situation wie Sie befinden und ähnliche Schwierigkeiten und Ziele haben.

Zögern Sie nicht, bei den Einführungstrainings im Fitnesscenter ehrlich
zu sagen, wie trainiert Sie wirklich sind, was Ihnen an Ihrem Körper
(noch) nicht gefällt, dass Sie abnehmen möchten. Oder dass Sie ein Problem mit unfreiwilligem Harnabgang haben und was Sie sich konkret vom
Abschluss des Fitnessabos erhoffen. Nur so können die Fitnessinstruktoren auf Ihre Wünsche eingehen und ein passendes Training zusammenstellen, das Ihnen wirklich etwas bringt und das Sie motiviert umsetzen
werden. Sonst laufen Sie Gefahr, viel Geld auszugeben, nach wenigen
Trainings keine Lust mehr zu haben und vom persönlichen Trainingsplan
über- oder unterfordert zu sein.

Die besten Übungen für den Rücken und den Beckenboden

Natürlich sollen Sie den Beckenboden weiterhin trainieren – jeden Tag
(siehe Seite 57).

Und der Rücken? Er wird mit Kindern, im Haushalt, beim Taschen-
schleppen oder vor dem Computer oft einseitig belastet. Der folgende
Übungsblock schafft Abhilfe.

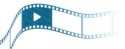

RÜCKEN UND BECKENBODEN
www.beobachter.ch/mami_11

Rudern mit Gewicht
Wirkung: Trainiert fast wie echte Ruderbewegungen die Rückenmuskulatur, aber auch die Muskeln des Bauchs, der Oberarme und der Schultern.

169

Rückenstrecker auf dem Ball

Wirkung: Eine sehr effiziente Übung, die insbesondere die neben der Wirbelsäule verlaufenden Rückenstrecker trainiert. Diese schützen die Wirbelsäule vor Verletzungen und verhelfen zu einer geraden Haltung.

——

Lat-Zug mit Theraband. Eine sehr wohltuende Übung, auch für Menschen, die oft sitzen und/oder am PC arbeiten.

Wirkung: Trainiert vor allem den breiten Rückenmuskel Latissimus, aber auch die Rückenstrecker, die neben der Wirbelsäule verlaufen, und die oberen Muskeln des Rückens, die gerne zu Verspannungen neigen.

——

Pilates-Rollover

Wirkung: Verbessert die Mobilität des Rückens und hilft, Muskeln aufzubauen, die die Wirbelsäule schützen.

——

Schulter Lift

Wirkung: Kräftigt und lockert den oberen Rücken- und den Schulterbereich. Ideal, um Verspannungen zu lösen, wenn man (am PC) sitzend arbeitet.

——

Cat Cow

Wirkung: Dehnt und mobilisiert den Rücken, entspannt den Schulter-Nacken-Bereich.

——

Eine weitere gute Übung ist **Schwimmen** (siehe Seite 156).

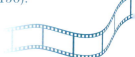

Endlich weg mit dem Bauch

Vorausgesetzt, Sie leiden nicht mehr unter einer Rektusdiastase (siehe Seite 110) und Ihr Beckenboden ist wieder völlig fit, dürfen Sie jetzt auch bei den Bauchübungen wieder Vollgas geben. Am besten eignen sich Übungen mit dem eigenen Körpergewicht, da Sie diese überall und jederzeit machen können.

DEN RÜCKEN IN BEWEGUNG HALTEN

Um Rückenschmerzen vorzubeugen, braucht es nicht nur kräftigende Übungen, sondern auch solche, welche die Wirbelsäule mobilisieren und bewegen. Beachten Sie dies in Ihrem Alltag. Wechseln Sie spätestens nach 20 bis 30 Minuten die Körperposition und wenn möglich die Tätigkeit. Telefonieren Sie im Herumgehen, beugen Sie sich nach vorne oder ganz nach hinten, setzen Sie sich im Schneidersitz auf den Boden, legen Sie sich mal auf den Bauch. Untätigkeit und in ein und derselben Position verharren sind Gift für den Rücken. Etwas vom Besten ist zudem das Tanzen. Dabei wird automatisch der Oberkörper gelockert, was Rückenschmerzen vorbeugt, gute Laune macht und entspannt.

Einer der schönsten Songs rund ums Tanzen und Muttersein ist Max Giesingers «Wenn sie tanzt»:

'Ne ganz normale 50-Stunden-Woche
Heim kommen
Und erst mal für die Kleinen kochen

Ist für sie ja kein Problem
Weil die Kids für sie an erster Stelle stehen
Sie fragt sich wie's gelaufen wär'
Ohne Kinder

Selber laufen lernen
Aber ihr Tag lässt keine Pause zu
Sie will träumen, macht die Augen zu
Und wenn sie tanzt ist sie woanders
Für den Moment
Dort, wo sie will

Und wenn sie tanzt
Ist sie wer anders
Lässt alles los
Nur für das Gefühl
Dann geht sie barfuss in New York
Trampt alleine durch Alaska
Springt vor Bali über Bord und taucht durch das blaue Wasser ... ■

WEG MIT DEM BAUCH

www.beobachter.ch/mami_12

Push and Pull

Wirkung: Sehr effiziente Bauchmuskelübung.

──────

Velofahren

Wirkung: Trainiert die Bauchmuskeln sehr effizient.

──────

Links-rechts Beine hoch

Wirkung: Trainiert vor allem die unteren und seitlichen Bauchmuskeln.

──────

Weitere Übungen, die gut sind für den Bauch, sind **Planks, Russian Twists und Mountain Climber** (alle im HICT für Einsteigerinnen, www.beobachter.ch/mami_10)

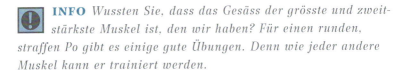

Die besten Beine-Po-Übungen

Sprünge sind die mit Abstand geeignetsten Übungen für schöne Beine und ein knackiges Gesäss. Beginnen Sie jedoch erst damit, wenn Ihr Beckenboden und Ihr Rumpf wieder gekräftigt sind und Sie dabei keinen Harn verlieren. Steigen Sie sanft ein. Dennoch ist es möglich, dass Sie gerade nach Sprungübungen unter Muskelkater leiden. Dies zeigt Ihnen aber auch, dass die sogenannten Plyometrie-Übungen (Sprungübungen) besonders wirksam sind.

INFO *Wussten Sie, dass das Gesäss der grösste und zweitstärkste Muskel ist, den wir haben? Für einen runden, straffen Po gibt es einige gute Übungen. Denn wie jeder andere Muskel kann er trainiert werden.*

Squats mit Medizinball, Step-ups, Lunges (Ausfallschritte) mit Medizinball finden Sie im HICT (www.beobachter.ch/mami_10).

Die folgenden Übungen optimal für wohlgeformte Beine und ein straffes Gesäss.

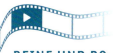

BEINE UND PO
www.beobachter.ch/mami_13

Bank Jump-ups
Wirkung: Trainiert die gesamte Bein- und Gesässmuskulatur, aber auch den ganzen Rumpf und das Herz-Kreislauf-System.

———

Standwaage
Wirkung: Fördert die Balance und Stabilität, kräftigt die Muskulatur am Gesäss und an der Rückseite der Oberschenkel, aber auch die gesamte Rumpfmuskulatur.

———

Beine auf den Ball
Wirkung: Eine der besten Übungen für straffe Oberschenkel und ein knackiges Gesäss, fördert das Gleichgewicht.

 Steigerung: Beide Füsse auf den Ball stellen. Noch schwieriger: Abwechslungsweise das eine, dann das andere Bein auf den Ball stellen, während das nicht belastete Bein angehoben wird.

———

Side Lunges mit Gewicht
Wirkung: Perfekte Übung, um das Gesäss sowie die Vorder- und Aussenseiten der Oberschenkel zu trainieren. Kann ohne Gewicht oder z. B. mit der Handtasche anstelle des Gewichts überall gemacht werden.

———

Übungen auf dem Trampolin
Vorsicht: Trampolin ist nicht gleich Trampolin! Kaufen Sie ein Minitrampolin von hochwertiger Qualität. Es kostet rund 600 Franken, wird aber lange und sicher von allen Familienmitgliedern gerne benutzt. Es lohnt sich vor allem, wenn Sie nach der Geburt wegen des Beckenbodens noch keine Sprünge machen mögen. Wichtig: Immer beim Abfedern den Beckenboden anspannen. So wird er fast automatisch mittrainiert.

———

Schwingen auf dem Trampolin. Dabei bleiben die Füsse auf der Sprungmatte, keine Sprünge!

Wirkung: Gelenkschonend, stärkt den Beckenboden, regt den Stoffwechsel an, kräftigt Beine, Gesäss und Rumpfmuskulatur.

―――

Twist auf dem Trampolin
Wirkung: Trainiert nahezu automatisch die Beckenbodenmuskulatur, formt und kräftigt die Beine und das Gesäss, regt den Stoffwechsel und das Herz-Kreislauf-System an.

Abgestillt – was der Brust jetzt guttut

Sie haben abgestillt – und könnten beim Anblick Ihres Busens nur noch heulen? So geht es vielen Frauen. Nach einigen Menstruationszyklen gewinnen Ihre Brüste die Festigkeit aber langsam zurück. Manchmal verliert der Busen vorübergehend auch die Fettschicht, die vor der Schwangerschaft vorhanden war. Aber keine Angst, das bleibt nicht so. In einigen Monaten wird nicht mehr feststellbar sein, ob Sie je gestillt haben oder nicht. Wohl aber, ob Sie je schwanger waren.

Die meisten Veränderungen der Brust sind nicht aufs Stillen zurückzuführen, sondern auf die Schwangerschaft. Nicht immer wird Ihr Busen wieder so aussehen wie zuvor. Wenn Sie ein schwaches Bindegewebe haben, werden Sie eher Veränderungen bemerken, die sich nicht zurückbilden. Dann würde Ihre Brust jedoch wohl auch ohne Schwangerschaft früher oder später etwas zu hängen beginnen. Auch Frauen, die nie gestillt haben, können unter einer hängenden Brust leiden. Jede Gewichtszunahme, ob von einer Schwangerschaft oder von mehr Kilos verursacht, führt zu grösseren Brüsten. Sinkt das Gewicht, erscheint die vorher gedehnte und praller gefüllte Haut schlaffer.

Beginnen Sie jetzt mit einem sanften Brustmuskeltraining (siehe nebenan) und haben Sie mindestens drei bis sechs Monate lang Geduld. Die Haut braucht Zeit, um sich wieder etwas zu straffen und zurückzubilden, zusätzlich kann neues Fett in die Brust eingelagert werden, und das Volumen vergrössert sich.

Ein gestärkter, gut trainierter Brustmuskel kann insgesamt zu einer besseren Form des Oberkörpers führen. Schliesslich macht der grosse Brustmuskel schon was her, wenn er gut trainiert ist. Das sehen Sie am besten bei sportlich aktiven, muskulösen Männern. Auch bei Frauen kann die zusätzliche Durchblutung des Brustgewebes durchs Training zu einer sanften Straffung der Haut führen. Ein gut trainierter Brustmuskel kann zudem die Brust etwas anheben.

Die effizientesten Übungen für eine schöne Brust

Beginnen Sie mit diesen Top-Übungen erst, wenn Ihr Beckenboden gestärkt genug ist und wenn Sie die nötige Stabilität im Rumpfbereich wieder aufgebaut haben. Hängen Sie irgendwo durch, im Bauch- oder Schulterbereich, wenn Sie eine einfache Plank-Stellung ausführen, sollten Sie damit noch warten und weiterhin den Beckenboden und den Rumpf trainieren.

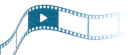

EINE SCHÖNE BRUST
www.beobachter.ch/mami_14

Liegestützen kniend. Um den Schwierigkeitsgrad zu erhöhen, können Sie auch die klassischen Liegestützen ausführen oder sich so hochstossen, dass Sie in der Luft kurz in die Hände klatschen können, bevor Sie wieder landen. Anfängerinnen können die Liegestützen an einer Kante der Küchenkombination oder der Kochinsel oder gegen eine Wand machen.

Wirkung: Trainiert Oberarme, Schultern und insbesondere die Brustmuskulatur.

High Push-ups. Für Fortgeschrittene.

Wirkung: Sehr effizient für eine starke, schön geformte Brustmuskulatur.

Kurzhantel-Drücken. Tipp: Statt Hanteln gefüllte 5-dl-Petflaschen verwenden. Oder führen Sie die Übung mit Ihrem Baby aus: Stossen Sie es mit beiden Händen vorsichtig nach oben, halten Sie es 2 Sekunden lang und senken Sie es langsam wieder ab, bis es auf Ihrer Schulterhöhe ist.

Wirkung: Eine der effizientesten und gesündesten Übungen zum Aufbau der Brustmuskeln. Schont die Handgelenke, Ellbogen und Schultergelenke.

Sport mit der ganzen Familie

Eins ist sicher: Kinder ahmen nicht nur das Ernährungs-, sondern auch das Bewegungsverhalten ihrer Eltern nach. Wenn Sie selbst also sportlich sind und Ihre Kinder merken, dass es Ihnen etwa nach einer Joggingrunde besser geht, wollen sie es Ihnen gleichtun. Mama und Papa bleiben bis in die Pubertät die wichtigsten Vorbilder für den Nachwuchs. Sowieso bewegen sich Kinder normalerweise ganz von allein, sie rennen los, wenn sie etwas Interessantes sehen, sie erkunden den Spielplatz, sie klettern, hüpfen, wippen, schaukeln, toben oder raufen.

Leider ist die Umgebung oft nicht besonders kindergerecht. Aus Angst vor den Autos fahren die Eltern ihre Kinder in den Kindergarten und später in die Schule. Anstatt rennen zu dürfen, müssen die Kleinen den Eltern die Hand geben und langsam gehen. Später möchten sie vielleicht gamen, statt sich draussen zu bewegen. Doch weil Sport Kindern gesundheitlich mindestens genauso viel bringt wie den Eltern, sollten Sie nicht versäumen, sich möglichst oft mit Ihren Kindern zu bewegen.

ACHTUNG *Freude an einer bestimmten Sportart entwickelt sich, wenn ein Kind merkt, dass es zunehmend besser wird, wenn es Spass dabei hat und etwas Spannendes erleben kann. Auch geniesst es die mit den Eltern verbrachte Zeit sowieso. Kontraproduktiv wirken sich die Wahl einer nicht zum Kind passenden Sportart, Druck und Zwang aus, ferner das Gefühl, den Erwartungen nicht zu genügen, und Desinteresse der Eltern für das, was das Kind macht.*

INFO *Kinder, die sich mindestens eine Stunde lang täglich an der frischen Luft bewegen und ins Grüne sehen dürfen, werden gemäss Studien deutlich seltener kurzsichtig als Bücherwürmer und Stubenhocker.*

Die besten Spiele für die ganze Familie

Es ist sinnvoll, wenn jedes Kind den zu ihm passenden Sport finden kann. Lassen Sie es in verschiedenen Sportvereinen schnuppern, aber verplanen Sie seine Freizeit nicht und gehen Sie nicht zu ambitioniert vor. Nur weil die Mama keine Tänzerin oder Boxerin werden konnte, heisst das noch lange nicht, dass nun die Tochter diesen Traum verwirklichen muss. Na-

176

BEWEGUNG UND KOGNITIVE LEISTUNGSFÄHIGKEIT HÄNGEN ZUSAMMEN

Möchten Sie, dass Ihr Kind geistig optimal leistungsfähig ist? Wenn ja, sorgen Sie dafür, dass es sich drei Stunden pro Tag bewegt und dabei mindestens einmal ins Schwitzen kommt.

Als Bewegung gelten so verschiedene Tätigkeiten wie den Schulweg zu Fuss zurücklegen, eine Schneeballschlacht, auf einem Mäuerchen balancieren, Ballspiele, auf dem Bett herumhüpfen und so weiter. Kinder trainieren so ganz nebenbei auch den Gleichgewichtssinn und die Koordination. Und wenn sie sich «ausbewegt» an die Hausaufgaben setzen, sind diese meist ruckzuck erledigt, weil sich die Kinder besser konzentrieren können.

Wenn Sie Ihrem Nachwuchs genügend Zeit für die tägliche Bewegung zugestehen, ihn nicht in die Schule chauffieren und seine Freizeit nicht lückenlos verplanen, ihm auf dem Spielplatz auch etwas zutrauen und dabei vielleicht die Augen schliessen müssen, fördern Sie ihn – zum Nulltarif. Denn Studien zeigten erstaunliche Resultate:

- Bewegung kann die Gehirndurchblutung um bis zu 30 Prozent verbessern. So schnitten Kinder in Tests, die auf Yogaeinheiten oder ausdauerorientierten Sportunterricht folgten, besser ab und konnten Störfaktoren besser ausblenden.
- Bewegung verbessert die Gehirnleistung nicht nur kurz-, sondern auch langfristig. Der Grund: Bewegung setzt im Gehirn komplexe zelluläre, neurochemische und molekulare Prozesse in Gang, die die Entwicklung des kindlichen Denkvermögens fördern.
- Die Ausdauerleistungsfähigkeit lässt Rückschlüsse darauf zu, wie gut die geistige Leistungsfähigkeit im nächsten Schuljahr sein wird.
- Kinder, die im Alter von 4 bis 6 Jahren in den Bereichen Kraft, Schnelligkeit, Beweglichkeit und Koordination leistungsfähiger sind, weisen bessere geistige Grundfunktionen auf.

türlich gilt das Gleiche für Väter. Zu viel elterlicher Ehrgeiz nimmt den Kindern die Freude an der Bewegung.

TIPP *Bei aller Begeisterung für eine gewisse Sportart: Überlegen Sie sich gut, was Sie sich an Taxidiensten und finanziellen Auslagen über lange Zeit zumuten können.*

Bewegungsspiele für die Haltung und das Gleichgewicht

Die folgenden Bewegungsspiele machen der ganzen Familie Spass und trainieren ganz nebenbei eine gute Haltung und die koordinative Geschicklichkeit.

177

Stabil mit dem Ball. Legen Sie verschiedene grössere und kleinere Bälle auf den Boden: Igelball (Ball mit Noppen), Tennisball, Fussball, Golfball ... Alle stellen sich barfuss aufrecht vor einen Ball. Versuchen Sie, das Gewicht bewusst auf beide Füsse zu verteilen. Einen Fuss auf den Ball stellen und ihn langsam und kreisförmig auf dem Ball bewegen. Massieren Sie jeden Millimeter der Fusssohle, halten Sie bei Schmerzpunkten etwas inne und verstärken Sie den Druck leicht. Danach wieder aufrecht hinstehen. Spüren Sie Unterschiede zwischen den beiden Füssen? Danach mit dem andern Fuss wiederholen. Zum nächsten Ball weitergehen und mit diesem von vorne beginnen.

Wirkung: Massiert die Reflexzonen an den Fusssohlen, fördert das Gleichgewicht und die Stabilität, Sturzprophylaxe.

———

«Fötzele» mit den Füssen. Dafür benötigen Sie eine grosse Kartonschachtel oder einen leeren Wäschekorb sowie Altpapier (alte Zeitungen, Seidenpapier). Verteilen Sie das Papier auf dem Boden. Versuchen Sie, das Papier allein mit blossen Füssen und guter Zehenarbeit zu zerreissen. Wer schafft die kleinsten Papierfetzchen? Am Schluss ebenfalls ohne Hilfe der Hände, nur mit den Füssen, alle Papierschnipsel in die Schachtel oder den Wäschekorb bugsieren.

Wirkung: Verbessert die Wahrnehmung und Sensibilität der Füsse, fördert das Gleichgewicht und die Stabilität.

———

Ballonspiel. Blasen Sie Luftballons auf, einen oder mehrere. Spielen Sie diese einander zu, der Ballon darf nie auf den Boden fallen, sondern muss immer in der Luft bleiben. Bewegen Sie sich mit dem Ballon in der Wohnung umher. Vielleicht mögen Sie damit um den Tisch laufen oder auf Stühle steigen. Nicht mit den Händen fassen, sondern nur mit den Fingerspitzen oder dem Knie oder dem Fuss wieder in die Höhe bringen.

Wirkung: Fördert die Konzentration, verbessert die Haltung, mobilisiert den Rücken, löst Verspannungen.

———

Auf «Igeln» balancieren. Legen Sie mit Igel-Halbbällen (Halbkugeln mit Noppen) oder draussen mit verschieden grossen Steinen einen Parcours. Die Distanz soll mit grösseren und kleineren Schritten überwindbar sein. Nun balancieren Sie über den ganzen Parcours. Wer schafft dies am besten?

Wirkung: Fördert die Koordination, verbessert das Gleichgewicht und die Stabilität und massiert gleichzeitig die Fusssohlen.

Spielerisches Krafttraining

Die folgenden Spiele stärken verschiedene Muskelpartien.

Tier und Ball. Markieren Sie in einem Raum oder auf einer kleineren Wiese je ein halbes Spielfeld und je ein Tor (mit Klebeband, Hütchen oder Steinen). Teilen Sie die Familie in zwei Mannschaften auf. Nach einem Startzeichen versuchen alle Spieler, den Ball an sich zu nehmen und ins gegnerische Tor zu befördern. Dabei sind sie jedoch nicht aufrecht unterwegs, sondern als Tier, etwa als Hund, Katze, Spinne… Je nachdem dürfen Sie die Hände, das Knie oder nur einen Fuss gebrauchen.

Wirkung: Fördert die Stabilität der Rumpfmuskulatur, trainiert Posmuskeln sowie die unteren Rückenmuskeln und die Oberschenkelrückseite.

———

Familien-Rallye. Die ganze Familie baut mit vorhandenem Material wie Schnüren, Kissen, Hockern, alten Zeitungen etc. einen Parcours und überlegt sich, was bei welchem Posten gemacht werden muss. Klettern, balancieren, hüpfen Sie darüber oder darum herum oder unten durch. Der Fantasie sind keine Grenzen gesetzt. Das Spiel kann auch sehr gut anlässlich eines Picknicks im Wald oder als Abwechslung während eines Spaziergangs gemacht werden.

Wirkung: Fördert je nach gewähltem Posten Gleichgewicht und Koordination sowie die Fantasie.

Spielerisches Ausdauertraining

Mit den folgenden aus Kindertagen bekannten Spielen lässt sich die Ausdauer wunderbar trainieren.

Kissenschlacht

Wirkung: Macht gute Laune, fördert die Konzentration und die Koordination, regt das Herz-Kreislauf-System an.

———

Seilspringspiele. Etwa mit einem sehr langen Seil, das von zwei Personen geschwungen wird, die dritte Person springt hinein und macht verschiedene Seilhüpfbewegungen.

179

Wirkung: Fördert die Konzentration, verbessert die Koordination, trainiert die Ausdauer.

——

Gummitwist. So, wie Sie es früher gespielt haben. Macht auch im Erwachsenenalter Spass!

Wirkung: Bringt das Herz-Kreislauf-System in Schwung, fördert die Balance, kräftigt die Beine und strafft das Gesäss.

——

Stop-and-Go-Tanz. Legen Sie gute Musik ein, beginnen Sie zu tanzen. Eine Person drückt den Stoppknopf. Sobald die Musik aufhört zu spielen, müssen alle genau in der Position verharren («einfrieren»), in der sie sich gerade befinden. Wer wackelt, scheidet eine Runde lang aus. Je schneller die Musik, umso grösser der Effekt auf das Herz-Kreislauf-System.

Wirkung: Fördert die Konzentration und die Zusammenarbeit der rechten und linken Hirnhälfte, regt den Kreislauf und die Durchblutung an.

Spielerischer Abschluss
Wie die Erwachsenen sollen auch die Kinder eine Bewegungseinheit mit einer Entspannungsübung abschliessen.

Pizzateig-Kneten. Die ganze Familie bildet einen Kreis. Jeder legt seine Hände auf die Schultern/den Rücken der Person vor ihm. Nun massieren Sie das Familienmitglied vor Ihnen, während Sie selber massiert werden (Vorsicht: Die Wirbelsäule wird nie massiert). Sie massieren die beiden Muskelstränge links und rechts neben der Wirbelsäule von unten nach oben mit den Fingern sanft wie einen Pizzateig. Nun massieren Sie mit beiden Händen über den ganzen Rücken, wie wenn Sie den Pizzateig dort ausrollen würden. Dabei bilden Ihre Hände Fäuste. Jetzt werden die Hände geöffnet und verstreichen in Gedanken mit kreisenden Bewegungen Tomatensauce auf dem Rücken. Anschliessend stupfen Sie mit den Fingern über den Rücken, wie wenn Sie die Pizza mit Salami, Schinken, Käse etc. belegen würden.

Sie können die Massage auch zu zweit machen: Eine Person legt sich auf den Bauch auf eine Matte und die andere massiert; anschliessend werden die Rollen getauscht.

Wirkung: Leitet die Entspannung ein, fördert die Bindung zwischen den Familienmitgliedern, wirkt Verspannungen entgegen.

Ganz simpel in der Natur

Lassen Sie Ihre Kinder bei jedem Wetter nach draussen. Die Investition in wetterfeste Kleidung und gute Schuhe lohnt sich. Übrigens auch für Sie und Ihren Partner!

Es geht ganz einfach, wenn Sie ein bisschen Fantasie haben – und gratis sind die folgenden Ideen erst noch:

- auf Baumstämmen balancieren
- mit Tannzapfen oder Steinchen werfen
- über Steine hüpfen, aber nie den Boden berühren
- auf grosse Steinbrocken klettern
- im Wald einen Bewegungsparcours zusammenstellen, mit Hindernissen, Slaloms, Wurfübungen, Bächlein, über die man hüpfen muss …
- barfuss über unterschiedliche Oberflächen gehen
- Bäche stauen, Dämme und Schiffe bauen
- mit Stöcken als Schwerter Ritter spielen
- zusammen Ski fahren, schwimmen, Velo fahren, inlineskaten, schlittschuhlaufen, Fussball oder Basketball spielen
- Sie joggen, und Ihr Kind begleitet Sie mit dem Velo
- Wanderungen geschickt spannend machen, z. B. mit dem Spiel «Ich sehe was, das du nicht siehst …» oder eingeplanten Kletterelementen, Bergseen, Spielplätzen, Erlebniswegen …
- zusammen tanzen: ein Familienmitglied ist der Vortänzer, die andern machen es nach
- Tiere nachahmen: Die anderen sollen erraten, welches Tier imitiert wurde
- Kinder beim HICT (siehe Seite 155) mitmachen lassen

TIPP *Normalerweise weiss ein Kind genau, was es sich z. B. beim Klettern oder auf dem Spielplatz zutrauen kann und was (noch) nicht. Vielleicht ist es besser, manchmal kurz wegzuschauen und ihm zu vertrauen. Falls Sie es doch warnen wollen, formulieren Sie es positiv: «Halt dich weiterhin gut fest, mach langsam», anstatt es darauf hinzuweisen, was alles schiefgehen können («Ui, gleich fällst du runter!»). Wenn doch mal was passiert, können Sie sich die Frage stellen, was langfristig gesundheitsschädlicher ist: ein Leben als (übergewichtiger) Sportmuffel oder eine Schramme am Knie. Und übrigens: Es kann auch daheim im Wohnzimmer etwas passieren …*

Gesundes Essen für die ganze Familie

Vielleicht machen Sie sich jetzt besonders viele Gedanken darüber, wie Sie Ihre Familie ausgewoben ernähren. Ernährungswissenschaftler sind sich einig: Die Mittelmeerküche ist die beste. Lesen Sie in diesem Kapitel auch, wie Sie den Familientisch stressfrei gestalten und wie Sie mit geringem Zeitaufwand gesund kochen.

Alleine beim Gedanken an die mediterrane Küche gerät man leicht ins Schwärmen. Sie steht für frische, sonnengereifte Produkte in satten Farben und für Ferien am Meer. Mittelmeerküche, das sind Fisch und Meeresfrüchte, Salate und Gemüse, Joghurt und Käse, Nüsse, Oliven und Wein. Die mediterrane Küche schmeckt. Und nicht nur das!

Mittelmeerküche ist erste Wahl

Die Mittelmeerküche ist ausgesprochen gesundheitsfördernd. Sie eignet sich für die ganze Familie und entpuppt sich immer mehr als Ernährung der Wahl, um Volksleiden vorzubeugen – ganz ohne Verzicht auf Genuss. Schon in den frühen 60er-Jahren zeigten wissenschaftliche Studien auf, dass die Lebenserwartung für die erwachsene Bevölkerung in den Mittelmeerregionen weltweit am höchsten war. Die Menschen litten seltener an Herz-Kreislauf-Erkrankungen und gewissen Krebsarten. Viele Studien unterstrichen seither, dass die mediterrane Kost das Risiko für Herz-Kreislauf-Erkrankungen, Schlaganfall, Typ-2-Diabetes und gewisse Krebsarten senkt. Zudem wirkt sie sich positiv auf Blutdruck, Blutzuckerspiegel und Cholesterinspiegel aus. Eine Langzeitstudie aus den USA kommt zum Schluss, dass die mediterrane Küche einen regelrechten Anti-Aging-Effekt hat.

Lob der Olive
Im Zentrum der Mittelmeerküche steht die Olive. Seit vielen Jahren häufen sich die Hinweise, dass das daraus gepresste Olivenöl bei der Vorbeugung

ESSEN WIE AM MITTELMEER – SO GEHTS

■ Essen Sie möglichst frische, unverarbeitete Produkte.

■ Verwenden Sie Olivenöl als Hauptfettquelle (ausser beim starken Erhitzen).

■ Geniessen Sie täglich viel Salat und Gemüse.

■ Essen Sie Roggenbrot und andere Vollkorngetreideprodukte.

■ Decken Sie den Proteinbedarf mit Hülsenfrüchten, Eiern, Fisch und Geflügel. Wählen Sie nur selten rotes Fleisch.

■ Essen Sie täglich eine Handvoll Nüsse.

■ Käse und Joghurt sind die wichtigsten Milchprodukte. Sie werden täglich in geringen bis mässigen Mengen verzehrt.

■ Erlauben Sie sich Rotwein in geringen bis mässigen Mengen (maximal 1 Glas pro Tag für Frauen, maximal 2 Gläser für Männer).

■ Gönnen Sie sich Früchte statt Süsses zum Dessert.

■ Vergessen Sie nicht die Siesta am Mittag und ausreichend Bewegung.

von Herzkrankheiten eine grosse Rolle spielt. Zudem deuten verschiedene Studien darauf hin, dass Olivenöl auch den Blutdruck zu senken vermag und dass der regelmässige Genuss des Öls bei Diabetesbetroffenen zu einem günstigeren Blutzuckerprofil führt. Das kalt gepresste Olivenöl wirkt dank der darin enthaltenen Bitterstoffe entzündungshemmend und zellschützend. Die bitteren und scharfen Geschmacksnoten in einem hochwertigen Olivenöl fördern zudem die Sättigung und kurbeln die Wärmeproduktion beim Verdauen an, was einen Teil der im Öl enthaltenen Kalorien wieder verbrennt. Höchste Zeit also für Ferien am Mittelmeer. Und sei es nur in der eigenen Küche!

TIPP *Etwas Bitteres zu essen hat einige Vorteile. Bitterstoffe könnten, so erste Resultate von Studien, im Magen zur Ausschüttung des Sättigungshormons Ghrelin führen. Dadurch verweilen bittere Speisen länger im Magen, was dem Körper die Möglichkeit gibt, sie als giftig zu erkennen und mittels Erbrechen wieder loszuwerden. Werden sie von den Rezeptoren im Magen als ungiftig taxiert, machen sie länger satt und könnten einen Beitrag ans Schlankbleiben leisten.*

Entspannt am Familientisch

Ihr Kind isst ab dem 1. Geburtstag zunehmend am Familientisch. Geben Sie ihm genügend Zeit, sich an neue Geschmäcker zu gewöhnen, lassen Sie sich nicht auf Machtkämpfe ein. Für viele Mütter ist dies die schwierigste Zeit, um die eigenen Bedürfnisse rund ums Essen noch wahrnehmen zu können. Essen Sie nicht aus Frust oder Langeweile, unternehmen Sie etwas mit Ihrem Kind, pflegen Sie soziale Kontakte, damit der Kühlschrank Sie nicht über vieles hinwegtrösten muss. Je weniger Sie sich jetzt, in diesen anstrengenden Jahren, zuliebe tun, umso eher nehmen Sie zu, weil Sie unbewusst mit Essen alle anderen Bedürfnisse kompensieren.

Mit den folgenden Tipps fällt es leichter, Kinder gesund und ohne Esstheater am Familientisch zu ernähren.

Lassen Sie Ihr Kind früh selber mit Besteck essen

Wohl keine Mutter putzt gerne. Dennoch sollten Kleinkinder die Chance bekommen, selber mit dem Löffel zu essen, später auch mit Gabel und Messer. Das Hantieren mit Besteck muss ebenso geübt und trainiert werden wie das Gehen, das Sprechen oder das Fahrradfahren. Es fördert Studien zufolge sogar die motorische Entwicklung. Zudem trägt das Anfassen und buchstäbliche Erfahren der Nahrung mit allen Sinnen dazu bei, dass ein Kind zu einem guten Esser wird.

So gehts besser: Bei motorisch schwächeren Kindern dürfen die Eltern beim Essen mithelfen, wenn die Kleinen nach den ersten Bissen aufgeben, obwohl sie noch hungrig sind. Alle anderen sollten mit Esslatz und unzerbrechlichem Geschirr nach Lust und Laune hantieren dürfen. Erst wenn Eltern den Eindruck haben, dass ihr Kind mit dem Essen wirklich nur noch spielt, sollte der Teller entfernt werden.

Haben Sie Geduld

Kinder müssen neue Lebensmittel mindestens 10- bis 15-mal probieren, bis sie diese mögen. Je häufiger sie ein Lebensmittel zu sehen bekommen, umso besser gewöhnen sie sich daran und umso lieber essen sie es in der Regel später. Studien haben jedoch gezeigt, dass Eltern nach ein bis zwei, höchstens drei Versuchen aufgeben und das neue Lebensmittel ganz vom Speiseplan streichen, wenn ein Kind es nicht mag.

So gehts besser: Bieten Sie Ihrem Kind ein neues Lebensmittel immer und immer wieder an, im Abstand weniger Wochen. Es soll das Lebensmittel erst nur ablecken, in einem zweiten Schritt in den Mund nehmen und wieder herausnehmen und erst in einem dritten Schritt hinunterschlucken. Loben Sie das Kind nach jedem dieser mutigen Versuche und belohnen Sie es (Punktekarte, kleines Geschenk, wenn diese voll ist).

Gehen Sie Machtkämpfen aus dem Weg

Sie haben eine gute Chance, Machtkämpfe zu verlieren. Denn Kinder wollen von ihren Eltern vor allem eins: Aufmerksamkeit. Erhalten sie diese nicht auf positive Art in Form von Zuwendung oder Lob, fallen sie mit unangenehmem Verhalten auf.

So gehts besser: Wenden Sie sich Ihrem Kind zu, loben Sie seinen geschickten Umgang mit dem Besteck, reden Sie mit ihm, sagen Sie ihm, dass Sie es geniessen, mit ihm zu essen. Macht es Theater, ignorieren Sie dies so gut wie möglich oder weisen es auf die bei Ihnen geltenden Tischregeln hin und ziehen entsprechende Konsequenzen. Je weniger Aufmerksamkeit ein Kind erhält, das sich unangemessen verhält, umso eher verleidet es ihm und umso weniger Machtkämpfe entstehen.

Ziehen Sie als Eltern am selben Strick

Da das Essverhalten sowie Ernährungsvorlieben und -abneigungen viel mehr vorgelebt als anerzogen werden, sind beide Elternteile, aber auch die älteren Geschwister, wichtige Vorbilder, die gnadenlos kopiert werden. Dabei übernehmen Kinder schlechte Gewohnheiten rascher als gute. Isst ein Elternteil keinen Salat, der andere aber schon, wird das Kind mit grosser Wahrscheinlichkeit auch keinen Salat mögen. Motzt der eine Elternteil an den schlechten Kochkünsten des anderen herum, müssen sich Eltern nicht fragen, warum auch das Kind nur noch herummäkelt.

So gehts besser: Einigen Sie sich als Eltern auf Tischregeln, die Ihnen beiden wichtig sind. Machen Sie einander klar, wie wichtig es ist, dass Sie beide gute Vorbilder für Ihre Kinder abgeben, und versuchen Sie, auf Verbesserungsvorschläge des Partners, der Partnerin einzugehen. Mag ein Elternteil oder ein älteres Geschwister etwas nicht, darf es nicht herummotzen.

Trösten und belohnen Sie nicht mit Esswaren

Es ist naheliegend und praktisch, einem Kind als Belohnung oder zum Trost etwas Süsses zu geben. Andererseits gewöhnt sich ein Kind rasch daran. Solche Verhaltensmechanismen sind auch bei Erwachsenen häufig und führen bisweilen zu Übergewicht.

So gehts besser: Trösten und belohnen Sie Ihr Kind nur in Ausnahmefällen mit etwas Essbarem. Zeigen Sie ihm auf, dass es weit Schöneres gibt als Essen: beispielsweise umarmt zu werden, Zeit miteinander zu verbringen, ins Kino zu gehen, miteinander zu spielen oder ein Gespräch, das zur Lösung des Problems führen kann.

Ein Rest auf dem Teller ist erlaubt

Es ist verständlich, dass man teure Lebensmittel und Essensreste nicht fortwerfen möchte. Dennoch ist es kontraproduktiv, Kinder zum Aufessen anzuhalten. Denn dadurch verlieren sie über kurz oder lang das Sättigungsgefühl und können übergewichtig werden.

So gehts besser: Schöpfen Sie Ihrem Kind jeweils nur kleine Portionen, achten Sie darauf, dass die ganze Familie langsam isst. So ist die Chance grösser, dass sich das Sättigungsgefühl rechtzeitig entwickeln kann.

Auch bei älteren Kindern ist es übrigens ein Irrglaube, anzunehmen, dass sie ihren Appetit richtig einschätzen können, wenn sie selber schöpfen dürfen. Sie müssen dies erst üben und sollten deshalb auch eine selbst geschöpfte Portion nicht aufessen müssen. Essensreste anlässlich von Buffets zeigen ja, dass auch Erwachsene ihren Appetit oft schlecht einschätzen können … Vielleicht hat Ihr Kind aber auch schon zu viel gegessen und ist einfach schon satt, wenn es von der Schule nach Hause kommt. Viele Schülerinnen und Schüler essen erst auf dem Heimweg den Znüni, weil sie während der Pause keine Zeit dafür hatten.

Kochen Sie, was SIE mögen …

Montags gibts Fischstäbchen, dienstags Spaghetti mit Tomatensauce, mittwochs Chicken Nuggets … Viele Eltern getrauen sich nicht, neue Gerichte auf den Tisch zu bringen. Doch der Geschmackssinn von Kindern wird in den ersten zehn bis zwölf Lebensjahren trainiert und passt sich an denjenigen erwachsener Personen an. Damit sie später im Leben nicht als mäkelnde, «schnäderfrässige» Zeitgenossen anecken, sollten Kinder normal und möglichst vielseitig essen.

So gehts besser: Halten Sie sich an die Regel: Wer kocht, bestimmt, was auf den Tisch kommt. Je abwechslungsreicher die Gerichte, umso eher werden Kinder später zu Allesessern, weil sie sich an viele neue Geschmacksnoten gewöhnen. Bringen Eltern ein neues Gericht selbstbewusst auf den Tisch, wird es eher akzeptiert. Die Kinder dürfen bestimmen, wovon sie wie viel essen möchten. Hier ist eine bestimmte Auswahl auf dem Tisch besser als ein Eintopfgericht: Wenn Kinder gerne Rüebli essen, den Brokkoli aber nur probieren, ist das in Ordnung.

... aber nicht nur

Es ist nicht fair, wenn der kochende Elternteil nur das zubereitet, was er selber mag. Schliesslich ist es gut möglich, dass die Kinder etwas gerne essen, was die Eltern nicht wahnsinnig gern mögen.

So gehts besser: Kochen Sie für die anderen Familienmitglieder gelegentlich Gerichte, die Sie selber nicht so mögen. Schreiben Sie für jedes Familienmitglied eine Liste mit fünf Lebensmitteln, die nicht probiert und gegessen werden müssen. Wenn Sie etwas kochen, das auf Ihrer Liste steht, dürfen Sie Ihren Kindern sagen, dass Sie diesmal auch das Recht haben, nichts zu probieren. Vielleicht hören Sie dann von älteren Kindern Argumente, die Ihnen bekannt vorkommen und Sie davon überzeugen möchten, etwas zu probieren ...

Keine Angst vor Untergewicht

Diese Angst ist selten begründet, denn in der Schweiz sind nur gerade drei von hundert Kindern untergewichtig. Solange ein Kind auf «seiner» Grösse-Gewichtskurve weiter wächst, gedeiht es gut. Bei einem gesunden Kind dürfen Eltern davon ausgehen, dass es nicht freiwillig verhungert, auch wenn es mal ein Gericht ablehnt und weniger Appetit hat. Erst wenn weitere Symptome wie Müdigkeit, Blässe, Krankheitsanfälligkeit usw. dazu kommen, sollte Ihr Kind vom Kinderarzt abgeklärt werden.

So gehts besser: Wenn ein gesundes Kind nicht essen mag, was Sie gekocht haben, hat es vielleicht etwas früher wieder Hunger und überlegt sich, ob es das nächste Mal nicht doch essen soll, was auf dem Tisch steht. Vielleicht bieten Sie Ihrem Kind in solchen Situationen an, noch etwas Brot oder einen Apfel zu essen. Je weniger attraktiv die Alternative zum abgelehnten Gericht ist, umso eher sind die Kinder bereit dazu, doch zu probieren und zu essen.

Keine Verbote

Verschiedene Studien zeigen, dass Kinder diejenigen Lebensmittel besonders spannend finden, die ihnen vorenthalten oder verboten werden. Keine Frage, Fast Food ist auf Dauer ungesund und zu viel Zucker ebenfalls. Gemäss Studien naschen aber genau diejenigen Kinder am liebsten und am meisten Süssigkeiten, die daheim am wenigsten davon erhalten. Ähnliches gilt für McDonald's, Burger King und Co. Dieser Mechanismus wird «Käseglockeneffekt» genannt: Was unter der Käseglocke ist, von Kindern also angeschaut, aber nicht gegessen werden kann, wird später lieber, häufiger und in grösseren Mengen verzehrt.

So gehts besser: Möchten Sie Ihre Kinder gesund ernähren, bleibt Ihnen nichts anderes übrig, als ihnen einen mass- und sinnvollen Umgang mit ungesunden Lebensmitteln vorzuleben. Ganz nach dem Motto: etwas Süsses pro Tag oder ein Besuch im Fast-Food-Imbiss pro Halbjahr sind okay. Das Umkehrprinzip funktioniert übrigens ebenfalls: Probieren Sie einmal aus, wie Ihre Kinder reagieren, wenn Sie Gemüse für sich kochen und dem Nachwuchs nichts davon abgeben («Der Blumenkohl ist momentan sooo teuer, dass ich ihn nur für uns Erwachsene gekauft habe, du darfst davon noch nicht haben.»)

Mehr Gelassenheit

Eine ausgewogene Ernährung ist wichtig, aber nicht das Einzige, was Eltern für ihre Kinder tun können. Genügend Bewegung zum Beispiel ist genauso notwendig. Es ist völlig normal, dass Kinder manchmal besser, manchmal schlechter essen und ihre schwierigen Phasen haben. Bis sich Ernährungsfehler gesundheitlich auswirken, dauert es lange.

So gehts besser: Behalten Sie selber die Freude am Essen und Geniessen, denn auch diese wird vorgelebt. In der Regel kochen Sie spätestens in 20 Jahren nicht mehr regelmässig für Ihre Kinder. Auch schlimme Phasen gehen vorbei und können sich mit zunehmendem Alter von allein bessern. Ausserdem ist es nicht wirklich relevant, wenn ein Kind viele Früchte, dafür weniger Salat isst. Oder Käse und Joghurt bevorzugt, aber keine Milch trinkt. Es entwickelt sich trotzdem gesund. Holen Sie sich jedoch fachliche Hilfe, wenn Sie sich überfordert fühlen oder schwierige Phasen zu lange anhalten. Und natürlich immer dann, wenn Ihnen Ihr Kind gesundheitlich Sorgen bereitet (z. B. Elternnotruf, auf Kinder spezialisierte Ernährungsberaterin).

Mehr Zeit für Sie

Es kann nicht genug betont werden: Je besser Sie auf sich selbst achten (Selbstfürsorge), umso besser werden Sie den Aufgaben als Mutter gerecht. Je wohler Sie sich fühlen, umso geduldiger reagieren Sie, wenn Ihr Baby eine nicht ganz einfache Phase hat. Ein Bereich, in dem Sie wirklich viel Zeit einsparen können, ist der Haushalt. Auch beim Kochen können Sie effizient vorgehen und Ihre Familie trotzdem gesund ernähren.

Ein Menüplan bringts

Nehmen Sie sich einmal pro Woche Zeit, um einen Menüplan zu erstellen. Er spart Zeit und Geld und verhindert Engpässe und einen knurrenden Magen vor leerem Kühlschrank. Was essen Sie an jedem der folgenden Tage? Schreiben Sie parallel dazu auf, wann Sie was einkaufen müssen und was in Ihrem Vorrat vorhanden ist. Brot etwa können Sie portionenweise im Tiefkühlabteil lagern, ebenso Butterportionen oder Reibkäse. Überlegen Sie sich auch, wie Sie Reste geschickt verwerten können. Aus geschwellten Kartoffeln gibts am nächsten Tag Bratkartoffeln, aus übrig gebliebenen Teigwaren einen Teigwarensalat, aus altbackenem Brot eine Käseschnitte.

Einkaufen lassen

Je weniger Menschen gleichzeitig mit Ihnen einkaufen, umso rascher sind Sie wieder draussen. Erledigen Sie den Wocheneinkauf dann, wenn im Laden wenig los ist, etwa frühmorgens vor Arbeitsbeginn oder am Donnerstag fürs Wochenende. Lagern Sie den Einkauf in einer Kühltasche, damit nichts verdirbt. Noch bequemer: Erledigen Sie den Einkauf bequem per Internetshop. Dann kommt alles pünktlich und ohne lästige Taschenschlepperei nach Hause. Es gibt auch Anbieter, die Ihnen Rezepte inklusive aller benötigten Zutaten an die Haustür liefern.

Bereiten Sie das Frühstück vor ...

... und schlafen Sie eine Viertelstunde länger. Stellen Sie die Schale mit Fertigmüesli schon am Vorabend auf den Tisch. Milch und Joghurt beigeben, fertig. Dank Wasserkocher oder Kaffeemaschine ist auch der Tee oder Kaffee blitzschnell bereit. Dazu eine frische Frucht. Auch ein Roggenvollkornbrötchen mit einem Stück Käse eignet sich als Expressfrühstück, lässt den Blutzuckerspiegel nur langsam ansteigen und macht lange satt. Ebenfalls top: Overnight-Oats, Chiapudding oder Birchermüesli lassen sich am Abend vorher vorbereiten und im Kühlschrank lagern. Sie finden auf www.beobachter.ch/download **drei Frühstücksideen mit Rezepten**.

Lassen Sie schmoren

Manche Gerichte kochen (fast) von selbst und schmecken aufgewärmt erst noch besser. Während Sie fernsehen oder sonst Ihre Freizeit geniessen, schmoren Gerichte wie Gulascheintopf, Saftplätzchen, Rindsragout, Gerichte im Römertopf oder ein Rinds- oder Schweinebraten vor sich hin. Achten Sie darauf, dass genügend Flüssigkeit in der Pfanne ist. Lassen Sie das Gericht nach anfänglichem Aufkochen auf möglichst kleinem Feuer schmoren, vor allem, wenn Sie noch kurz das Haus verlassen. Je tiefer die Gartemperatur, umso weniger schnell brennt etwas an oder kocht über. Wenn Sie das Fleisch ohne Messer mit der Gabel zerteilen können, ist es perfekt.

Mixen Sie

(Grüne) Smoothies sind voll im Trend – und in zehn Minuten genussbereit. Alles, was Sie dafür brauchen, ist ein leistungsstarker Mixer und Salat, Gemüse sowie Obst. Verwenden Sie rund die Hälfte Obst, etwa Bananen und gefrorene Himbeeren, die Hälfte Gemüse wie Avocado, fertig gewaschene Spinat- oder Salatblätter aus dem Beutel. Alles zerkleinern und mit zwei Dezilitern Wasser in den Mixer füllen. Beim Mixen mit der kleinsten Geschwindigkeit beginnen und mit der höchsten enden. Nach Bedarf mit Wasser verdünnen, bis der Smoothie eine gut trinkbare Konsistenz hat. In Gläser füllen und frisch geniessen. Peppt alles auf: von der Fertigpizza bis zum Sandwich. Auf www.beobachter.ch/download finden Sie zwei **Smoothie-Rezepte**.

Asiatische Lieferung

Natürlich ist eine Pizza vom Lieferservice nicht optimal, aber auch sie liegt ab und zu mal drin. Eine gesunde Ernährung hingegen gewährleisten nach Hause gelieferte asiatische Gerichte. Sehr gesund sind Currys in allen Variationen, zumal die Scharfmacher nach einem anstrengenden Tag für gute Laune sorgen. Optimal ist auch ein Gericht mit Sobanudeln, die aus

Buchweizen hergestellt werden. Buchweizen besteht zu 25 Prozent aus Proteinen, liefert reichlich Magnesium und erhöht den Blutzuckerspiegel nur schwach. Auch Sushi ist als schnelle Mahlzeit geeignet.

Ei, Ei, Ei

(Fast) nichts ist so schnell zubereitet wie ein Eiergericht. Ob Drei-Minuten-Ei, französische Omelette oder Rührei: Alles steht blitzschnell auf dem Tisch. Dazu passen ein Roggen-Sauerteigbrot und ein Salat. Ein Ei liefert von allen Lebensmitteln die beste Aminosäurenzusammensetzung und deckt dadurch den Proteinbedarf optimal. Übrigens: Vergessen Sie die Mär vom bösen Cholesterin im Ei. Die Ernährung beeinflusst den Cholesterinspiegel viel weniger als ursprünglich angenommen.

Minestrone – aber subito!

Tiefkühlgemüse ist praktisch und superschnell zubereitet. Die Gemüsesorten werden bei optimaler Reife geerntet und sofort schonend eingefroren. So bleiben ihre appetitlichen Farben, ihre typischen Aromen und auch ihre wertvollen Vitamine bestmöglich erhalten. Bereiten Sie damit eine Suppe zu: Wasser aufkochen, Bouillonwürfel und Gemüse rein, nach Belieben bissfest oder etwas weicher garen. Dazu Brot und Käse.

Gesunde Konserve

Ein Thonsalat, ein Linsen- oder Kichererbsensalat? Sie sind mit der entsprechenden Dose rasch zubereitet. Gemüse-, Obst und Fischkonserven sind besser als ihr Ruf. Konservierungsmittel enthalten sie übrigens nicht, sie werden allein durch Erhitzen haltbar gemacht. Zwar geht bei der Sterilisation ein Teil der Vitamine verloren, dafür bleibt anschliessend der Inhalt für lange Zeit unverändert stabil. Dosen eignen sich deshalb optimal für die Vorratshaltung. Konservierte Bohnen oder Kichererbsen lassen sich vielfältig zubereiten. Sauerkraut ist – fixfertig – ein top Lieferant von Vitamin C. Apfelmus aus der Büchse, ein Ei und altbackenes Brot: Geniessen Sie im Nu die Fotzelschnitten.

Nüsse und Maroni

Haben Sie Hunger? Eine Nussmischung lässt sich in jedem Handschuhfach lagern, Studentenfutter oder eine Portion heisse Maroni ersetzen beinahe eine Mahlzeit. Maroni sind reich an Nahrungsfasern, fettarm und gut sättigend; Nüsse beugen Herzinfarkt, Schlaganfall und Typ-2-Diabetes vor, möglicherweise sogar Krebserkrankungen, sie wirken positiv auf den Cholesterinspiegel und weisen entzündungshemmende Eigenschaften auf. Essen Sie mal selenreiche Paranüsse, Omega-3-säurereiche Baumnüsse, dann wieder eisenreiche Pistazien. Nüsse bleiben länger haltbar, wenn man sie kühl oder gefroren lagert.

Fitnessteller auf die Schnelle

Wer sich nicht vegetarisch ernährt, kann im Tiefkühlfach einen Vorrat an tiefgefrorenem Pouletgeschnetzeltem, Crevetten und Fischfilets lagern. Auftauen und kurz anbraten. Wer auf Fleisch verzichtet, deckt den Proteinbedarf mit einem hart gekochten Ei, Kichererbsen oder Linsen aus der Dose, Feta oder Mozzarella. Auch grob geraspelter Greyerzer schmeckt gut. Ein Beutel gewaschener Salat dazu, fertig. Rasch gerüstet sind Chinakohl, Chicorée und Zuckerhut. Wenn Sie eine Fertigsalatsauce kaufen, achten Sie darauf, dass sie mit Olivenöl oder Rapsöl zubereitet ist. Auch eine selbst gemachte Salatsauce lässt sich eine Woche im Kühlschrank lagern. Frische Kräuter und Zwiebeln erst kurz vor dem Servieren dazu geben. Bestreuen Sie den Salat zusätzlich mit mineralstoffreichen Samen und Kernen (Sonnenblumen, Kürbis, Chia, Mohn, Sesam, Leinsamen usw.).

Fertiggerichte hausgemacht

Kochen Sie gerne, haben aber nur am Wochenende Zeit dafür, wenn Ihr Partner das Baby betreuen kann? Viele Gerichte lassen sich dank Kühl- und Gefriermöglichkeiten einfach und schnell zubereiten und lagern. Bereiten Sie die zwei- bis vierfache Menge zu, packen Sie die fertig gekochten Speisen in Portionengrössen ab. Sie halten sich im Tiefkühlfach rund drei Monate. Sehr geeignet sind: Tomaten- und Bolognesesauce, Lasagne, Hackfleischgerichte, Kartoffelstock, Quiches und Tartes, Bami Goreng und andere asiatische Gerichte, Spätzli, Gratins.

Gourmetmenü aus dem Tiefkühler

Carpaccio lässt sich gut vorbereiten, indem man das Rindfleisch (Huft, Bäggli, kann auch Filet sein, je nach Budget) in Klarsichtfolie einwickelt und im Tiefkühler aufbewahrt. Danach ist es blitzschnell zubereitet: Das Rindfleisch in dünne Scheiben schneiden (mit der Aufschnittmaschine, sofern vorhanden) und diese leicht übereinander lappend auf einen Teller anrichten. Nach Bedarf mit etwas Salz und Pfeffer aus der Mühle würzen, mit ein paar Tropfen Zitronensaft säuern und mit den gehackten Kräutern bestreuen, dann mit einem Balsamicoessig und kalt gepresstem Olivenöl abschmecken. Da das Fleisch die Flüssigkeit gut aufsaugt, darf man ruhig grosszügig mit Essig und Öl umgehen. Am Schluss das Ganze noch mit dünnen Parmesan- oder Sbrinzscheibchen belegen.

Genuss pur

Geniessen Sie schon oder essen Sie noch? Versuchen Sie auch in Stress-situationcn, kleine Inseln im Alltag zu schaffen. Das kann eine angenehme Mittagspause mit einer guten Kollegin sein, falls Sie wieder auswärts arbeiten. Oder Sie nehmen Ihr Picknick nach draussen mit, in einen Park oder an einen Waldrand, auf einen schönen Spielplatz, falls Sie die Kinder mitnehmen möchten. Spazieren Sie dorthin, lassen Sie Ihren Kopf durchlüften, bevor Sie das daheim liebevoll zubereitete Mittagessen geniessen. Nehmen Sie sich inmitten eines hektischen Tages etwas Zeit für sich. Die Kinder können früh lernen, eine Viertelstunde oder länger ruhig zu sein und sich selber zu beschäftigen. Das Tageslicht unterstützt Ihre Stimmungslage zusätzlich positiv. Wer das Essen, Erotik, schöne Musik oder was auch immer bewusst geniesst, schüttet mehr verdauungsfördernde Magensäfte aus und leidet danach weniger unter Magenproblemen, ausserdem stimuliert Genuss die Synthese gewisser Immunglobuline. Man hat herausgefunden, dass Menschen, die regelmässig geniessen, weniger krank werden.

INFO *Echter Genuss ist selbstregulierend. Wer über die Stränge schlägt, geniesst nicht mehr. Das nachträglich einsetzende schlechte Gewissen und die Folgen (Völlegefühl, Kater) machen den vorherigen Genuss zunichte.*

Anleitung zum Geniessen

Rund um ein Kind ist es sehr schwierig, Zeit für sich selber zu finden. Wahrscheinlich haben Sie das Gefühl, immer nur geben zu müssen. Umso wichtiger ist es, die kleinen Momente im Alltag, die Genuss versprechen, bewusst wahrnehmen zu können. Wenn Sie als Mutter wieder auftanken können, kommt das schliesslich der ganzen Familie zugute. Diese Tipps helfen:

- Wählen Sie die Umgebung zum Essen sorgfältig aus. Am besten haben Sie jetzt den Kopf frei von Arbeit, Problemen und mühsamen Diskussionen. Denken Sie jetzt nicht daran, was Sie nachher noch unbedingt tun sollten. Jetzt essen Sie – mit Genuss.
- Essen Sie langsam, kosten Sie jeden Bissen ausgiebig, bevor Sie ihn gut gekaut herunterschlucken.
- Essen Sie mit allen fünf Sinnen. Wie sieht das Essen aus? Wie fühlt es sich an? Welche Farben hat es? Wie riecht es? Wie schmeckt es?
- Denken Sie daran: Essen ist nur im Mund schön. Im Magen und im Darm haben Sie nichts mehr davon. Und wenn es an den Hüften oder am Bauch sitzt, erst recht nicht.
- Hören Sie auf zu essen, wenn Sie satt sind.
- Essen Sie nichts, was Ihnen nicht schmeckt. Dazu sind Sie als erwachsene Frau zu alt. Es ist für Kinder wichtig, sich an neue Geschmäcker zu gewöhnen. Bei Ihnen ist es dazu zu spät; Sie plagen sich damit nur ab.

TIPP *Überlegen Sie sich, was Ihnen sonst guttut und Genuss verspricht. Schöne Musik, ein Bild, ansprechende neue Bettwäsche, ein Schaumbad, sich gut anfühlende Stoffe z. B. bei der Unterwäsche, eine neue Frisur, ein Massagetermin für eine entspannende Rückenmassage, Sex…? Planen Sie in Ihrem anstrengenden Alltag solche kleinen Inseln ein, verwöhnen Sie sich ab und zu bewusst selber. Auch hilfreich: sich selber in Gedanken ab und zu auf die Schulter klopfen: «Das habe ich jetzt gut gemacht. Toll, wie ich das geschafft habe.» Das macht ja oft niemand anderes.*

(Fast) alles unter einem Hut: Tipps für gelassene Mütter

Falls Sie Stress in der Familie haben, lesen Sie das folgende Kapitel. Hier finden Sie viele Tipps, wie Sie ihn vermindern können. Denn nur eine entspannte, zufriedene Mutter hat langfristig Kraft und Nerven genug für ihre Kinder.

Muttersein (Vatersein übrigens auch) braucht Nerven, Kraft und eine gute Gesundheit. Denn tagtäglich, häufig auch nachts, ist Leistung gefragt. Eine Mutter und Familienfrau (oder ein Hausmann) muss sich konzentrieren können, an alles denken, bei den Hausaufgaben helfen, den Haushalt machen, ihre Aufgabe im Job erfüllen, gut für die Kinder sorgen, dem Partner eine ideale Geliebte sein, immer noch gut aussehen – und ihre eigenen Bedürfnisse regelmässig hintanstellen. Denn erst wenn alle anderen versorgt sind, findet sie Zeit, für sich selbst zu sorgen. Dabei sind die Ansprüche der Gesellschaft an die Mütter so hoch wie nie zuvor.

Nicht selten werden Mütter gefragt, was sie denn «sonst noch» arbeiten. Wie wenn der Job als Hausfrau und Mutter nicht anspruchsvoll genug wäre! Egal wie Sie es machen, ob sie «nur» Hausfrau und Mutter sind oder daneben einem Beruf nachgehen: Kritisiert werden Sie immer von irgendjemandem, der andere Wertvorstellungen und Ansichten hat. Ausserdem steht der dauernde Anspruch der Gesellschaft im Raum, eine Mutter habe glücklich zu sein, strahlend, zufrieden. Oft tragen die Frauen selbst dazu bei, den Druck auf andere Frauen aufrechtzuerhalten. Ständig vergleichen sie, wer das selbstbewusstere, schönere, sich rascher entwickelnde Kind hat, wessen Kind schneller durchschläft oder bessere Leistungen in der Schule erbringt.

TIPP *Vergleiche tun niemandem gut. Vergleichen Sie sich nur mit sich selber, Ihr Kind nur mit sich selbst. Dies gilt auch, wenn Sie sich sportlich betätigen. Messen Sie Ihren eigenen Fortschritt, schauen Sie, was Ihr Kind heute kann, was es vor drei Wochen oder vor einem Jahr noch nicht konnte.*

Die Entwicklung verläuft übrigens nicht linear, sondern stufenweise. Und es ist völlig normal, wenn Kinder Rückschritte machen, weil sie Anlauf holen für den nächsten Fortschritt. Geben Sie sich und Ihrem Kind die Zeit, die Sie/es brauchen. Ganz nach dem Motto: Gras wächst nicht schneller, wenn man daran zieht. Wenn Sie mit realistischen anstatt überhöhten Erwartungen an Ihre Rolle als Mutter und an Ihr Kind herantreten, ist die Wahrscheinlichkeit, dass Sie enttäuscht werden, viel kleiner, und Sie bleiben entspannter.

TIPP *Wie wäre es, wenn Sie einfach ehrlich wären? Es würde so viel Druck von den Müttern wegnehmen, wenn alle dazu stehen würden, dass das eigene Kind noch nicht durchschläft, nicht so intelligent ist, wie man es gerne hätte. und unglaublich viel Nerven kostet... Egal was – reden Sie offen darüber. Sie werden merken, wie Ihnen plötzlich andere Mütter anvertrauen, was bei ihnen nicht rund läuft. Es entlastet auch Sie, zu realisieren, dass Sie gar nicht die einzige Frau bzw. Mutter sind, die nicht perfekt ist.*

RABENMUTTER, GLUCKE, HELIKOPTERELTERN?

Haben Sie den Eindruck, keine gute Mutter zu sein? Hören Sie auf, ständig an sich zu zweifeln. Nicht einmal der als Schimpfwort geltende Begriff «Rabenmutter» ist korrekt. Rabeneltern sind in der Natur nämlich sehr fürsorglich, sie füttern ihre Jungen und beschützen sie. Die Jungen verlassen von sich aus das Nest, bevor sie fliegen können. Deshalb erscheinen sie unbeholfen und vernachlässigt.

Gemäss heutigem Wissensstand sind sogenannte Glucken- oder Helikoptereltern nicht optimal für eine gesunde kindliche Entwicklung. Sie kreisen wie ein Helikopter ständig über den Köpfen ihrer Kinder. Solche Eltern sind überbehütend und suchen die absolute Kontrolle über ihren Nachwuchs. Auch wenn sie nur das Beste für ihr Kind im Sinn haben: Kinderpsychiater sind sich einig, dass überbehütete Kinder ebenso leiden wie vernachlässigte; ihre Persönlichkeit kann sich ebenfalls nicht gesund ausbilden. So können überbehütete Kinder beispielsweise kaum Mitgefühl mit anderen Menschen entwickeln.

Wie wärs, wenn Sie als sogenannte Feuerwehreltern zu agieren versuchen? Diese unternehmen alles, um einem Brand zu vorzubeugen, sehen aber nicht überall nur Gefahren, fühlen sich nicht für alles verantwortlich und behüten nicht übermässig. Sollte es doch mal brennen, sind sie sofort zur Stelle und unterstützen ihr Kind wo immer nötig. ■

Das erleichtert Ihnen das Leben

Ein oder mehrere Kinder aufzuziehen, kostet Energie, Zeit und Nerven. Umso wichtiger ist alles, was Ihnen das Leben erleichtert und den Alltag vereinfacht. Hier ist auch ein bisschen gesunder Egoismus angebracht, denn nur eine zufriedene Mutter ist auch eine gute Mutter. Sorgen Sie gut für sich selbst – dann sind Sie auch in der Lage, Grenzen zu setzen, viel geben zu können und geduldig zu sein.

Genügend Schlaf

Je besser Sie schlafen, umso besser werden Sie den Anforderungen des Alltags gerecht. Manchmal geraten Sie vielleicht in einen Teufelskreis: Sie wissen, dass Sie schlafen sollten, um am Morgen einigermassen fit zu sein. Dies wiederum löst Angst aus, nicht einschlafen zu können – und Sie finden tatsächlich keinen Schlaf.

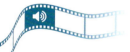

EINSCHLAFÜBUNG

www.beobachter.ch/mami_15

Da es unmöglich ist, gleichzeitig einzuschlafen und die Anleitung für eine Einschlafübung zu lesen, finden Sie diese Übung als Tonaufnahme online und unter www.beobachter.ch/download. Führen Sie sie einmal aus, wenn Sie gleichzeitig mit geschlossenen Augen auf dem Rücken im Bett liegen. Bald werden Sie sie so verinnerlicht haben, dass Sie sie nicht mehr hören müssen. Achten Sie darauf, die Zwerchfellatmung (siehe Seite 59) anzuwenden. Allein dies kann helfen, dass sie sich entspannen und besser einschlafen können.

Nein sagen

Es wird in vielen Gemeinden nach wie vor vorausgesetzt, dass sich Mütter unentgeltlich und ehrenamtlich überall beteiligen. Dort ein Cake, hier ein Salat, schnell noch eine Gabe für den Elternabend, ein unentgeltlicher Fahrdienst … Klar ist, dass viele Gemeindeabende, Bazare, Schulanlässe ohne die Gratishilfe der Mütter nicht funktionieren könnten – oder nachher nicht halb so gemütlich wären. Doch manchmal kann es Ihnen zu viel werden. Dann stehen Sie für Ihre Bedürfnisse ein und sagen höflich, aber bestimmt Nein. Mit einer kurzen, ehrlichen Begründung, aber ohne sich zu rechtfertigen.

Tipps fürs Neinsagen:
- Sie sagen Nein und bringen ein anderes Mal etwas mit bzw. fahren ein anderes Mal. Zu einem späteren Zeitpunkt sieht Ihre Situation schliesslich wieder anders aus.
- Sie bringen etwas mit, das für Sie mit wenig Zeitaufwand verbunden ist. Statt Kuchen zum Beispiel frische Früchte. Clementinen, Kirschen, Äpfel … sie sind meistens sehr beliebt, gesünder und schnell gegessen. Statt Salat zum Buffet sind oft auch Getränke, Chips, Apérogebäck etc. gefragt.
- Distanzieren Sie sich von Menschen, die immer nur etwas von Ihnen wollen, aber umgekehrt nicht helfen, wenn Sie es nötig hätten.

Prioritäten setzen

Vielleicht müssen Sie über die Bücher, um zu überprüfen, wie wichtig gerade jetzt eine perfekt geputzte, aufgeräumte Wohnung ist und wo Sie im Moment auch mal Fünfe gerade sein lassen könnten. Besonders stressig sind Wenn-dann-Sätze: Wenn Sie nicht …, dann geschieht … Tatsächlich passiert meist viel weniger, als man im ersten Moment befürchtet. Hier lohnt es sich, etwas gelassener zu bleiben.

Setzen Sie Prioritäten – und zwar gnadenlos. Welche Menschen sind jetzt Nummer eins, welche kommen danach? Vielleicht müssen Sie sich von energieraubenden Mitmenschen distanzieren, weil ihre Kraft nicht mehr reicht, um Menschen, von denen nie etwas zurückkommt, weiterhin zu unterstützen. Auch bei eher unwichtigen Arbeiten können Sie so vorgehen. Was muss zuerst erledigt werden, was hat Zeit? Was können Sie an wen delegieren? Wenn der Stress über lange Zeit zu viel wird, sollten Sie sich nach Möglichkeiten umsehen, die Sie entlasten (Babysitter, Reinigungskraft, Krippenplatz usw.) – bevor Ihnen die Decke auf den Kopf fällt. Sie können, selbst wenn es kein Notfall ist, auch den Elternnotruf kontaktieren, hier kann man Ihnen ebenfalls mit Ideen weiterhelfen (siehe Anhang).

TIPP *Führen Sie ein Tagebuch über Ihre täglichen Erledigungen, mit einer Liste der Dinge, die Sie unbedingt tun sollten. Was Sie erledigt haben, streichen Sie genüsslich durch. Der erste Punkt lautet: To-do-Liste schreiben. Diesen Punkt können Sie umgehend nach Fertigstellung der Liste durchstreichen – ein erster Erfolg, bevor Sie zu den nächsten Punkten schreiten.*

Lachen statt Weinen

Setzt Ihr Kleinkind das Badezimmer unter Wasser? Zerreisst es das Lieblingskochbuch? Bemalt es mit Ihrem Lippenstift den Boden? Sagt es im dümmsten Moment zu sehr distinguierten Menschen etwas Unmögliches?

Was im Moment extrem stresst, ist Jahre später oft **die** Anekdote aus ihrem Familienleben. Knipsen Sie ein Bild und stellen Sie sich vor, wie Sie viele Jahre später mit Ihrem dann erwachsenen Kind darüber lachen werden. Überlegen Sie sich in solchen Momenten, ob Sie jetzt, aufgrund der unfreiwilligen Situationskomik, nicht doch besser darüber lachen. Oder wie Teenager sagen würden: «Mami, chill mal deine Basis. Das ist jetzt halb so wild.»

Die besten Entspannungsübungen

Die Kinder müssen versorgt werden, ein Berg Wäsche wartet, das Telefon läutet ununterbrochen, und den administrativen Kram sollten Sie auch noch erledigen … Stopp. Was nicht nullkommaplötzlich gemacht werden muss (z. B. etwas Gefährliches aus dem Sichtfeld der Kinder räumen), kann warten. Wenigstens zehn Minuten lang. Manchmal wirkt genau diese kleine Auszeit Wunder. Sie können auftanken – zum Beispiel mit den folgenden Tonaufnahmen – und arbeiten danach umso effizienter.

Lassen Sie sich von der ruhigen Stimme anleiten und versuchen Sie, sich zu entspannen. Bald werden Sie die Übungen so verinnerlicht haben, dass Sie sie ohne Anleitung mühelos und wirksam ausführen können, egal wann und egal wo Sie sind. Einige der Übungen sind so entspannend, dass sie einen Mittagsschlaf ersetzen. Wenn möglich, öffnen Sie vor der Durchführung der Entspannungsübungen das Fenster. Wenden Sie die Zwerchfellatmung an (siehe Seite 59).

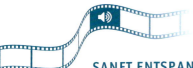

SANFT ENTSPANNEN

www.beobachter.ch/mami_16

Die Stille spüren
Wirkung: Hilft, dem Alltag zu entfliehen, sich zu sammeln und zu entspannen.

Zur Ruhe kommen
Wirkung: Wirkt ausgleichend und beruhigend.

Wolken ziehen lassen
Wirkung: Wirkt gegen trübe Gedanken und Stress, verhilft zu tiefer Entspannung.

Eine tragfähige Partnerschaft

Auch für Ihren Partner verändert sich durch die Ankunft eines neuen Erdenbürgers sehr viel. Bleiben Sie im Gespräch, teilen Sie einander Ihre Ängste, Sorgen, negativen und positiven Gedanken mit. Es ist wichtig, dass Sie trotz Kind in engem Kontakt bleiben, Ihre Zweisamkeit pflegen, der Sexualität genügend Raum geben und einander gegenseitig unterstützen.

Vergessen Sie nie, dass es sehr viel rascher gehen wird, bis Ihr Kind seinen eigenen Weg geht, als Sie sich jetzt vorstellen können. Damit Sie sich nicht durchs Kind auseinanderleben, sollte Ihr Partner auch jetzt an erster Stelle stehen. Er war vor Ihrem Kind da und wird im besten Fall noch da sein, wenn Ihr Kind ausgezogen ist. Egal wie klein Ihr Kind ist: Es gibt immer eine Möglichkeit, Zeit für die Partnerschaft freizuschaufeln – und wenn es nur eine Stunde pro Woche ist, die Sie ungestört miteinander verbringen können.

Bitten Sie Ihren Partner um Mithilfe im Haushalt und in der Kindererziehung, überprüfen Sie, ob die Aufgaben gut verteilt sind, ob Sie beide mit dem jeweiligen Anteil Haushalt/Arbeit/administrativer Tätigkeit zu-

LIEBE MÄNNER ...

... wenn Frauen jammern und klagen, habt ihr vielleicht das Gefühl, rasch möglichst passende Lösungsvorschläge anbringen zu müssen. Ihr sagt, was wir besser machen könnten. Dabei möchten wir nur eins: jammern dürfen und in den Arm genommen zu werden. Bereits dies hilft uns unendlich. Und oft sortieren wir dabei bereits unsere Gedanken und schöpfen neuen Mut und neue Kraft. Gebt uns doch einfach das Gefühl, uns zu verstehen, wenn uns der kräfteraubende Haushalt aufregt, wir unser Kind auf den Mond schiessen könnten (um es Sekunden später wieder herunterzuholen), wir uns noch nicht in Form, dafür müde und ausgelaugt fühlen und uns die Decke auf den Kopf fällt. Anstatt sofort einen Lösungsvorschlag zu bringen, fragt Ihr am besten, was wir jetzt von euch erwarten und wie ihr helfen könnt. Gut möglich, dass die Antwort lautet: «Es reicht, wenn du mir wohlwollend zuhörst oder mich in den Arm nimmst.» Wenn Sie es umgekehrt nötig haben, emotionale Unterstützung zu erhalten und in den Arm genommen zu werden, sagen Sie dies Ihrer Partnerin ebenfalls klar. ■

frieden sind oder ob nach einer gewissen Zeit Änderungen vorgenommen werden müssen. Die meisten Männer wollen heute Ihren Anteil an den Aufgaben rund um eine Familie leisten und alles miterleben, die Kinder aufwachsen sehen und sie dabei begleiten. Haben Sie keine Angst, Ihren Partner allein mit den Kindern etwas unternehmen zu lassen oder ihn hüten zu lassen. Er wird dies meistens ganz anders machen als Sie, aber das ist gut so und eine enorme Bereicherung für Ihr Kind.

TIPP *Setzen Sie sich zusammen mit anderen Vätern dafür ein, neben der Arbeit genügend Zeit zu haben, um Ihre Kinder aufwachsen zu sehen oder Teilzeit arbeiten zu dürfen. Die verpassten Momente mit Ihrem Kind lassen sich nie mehr nachholen, und eine gute Eltern-Kind-Beziehung braucht gut genutzte gemeinsame Zeit – ebenso wie Ihre Partnerschaft.*

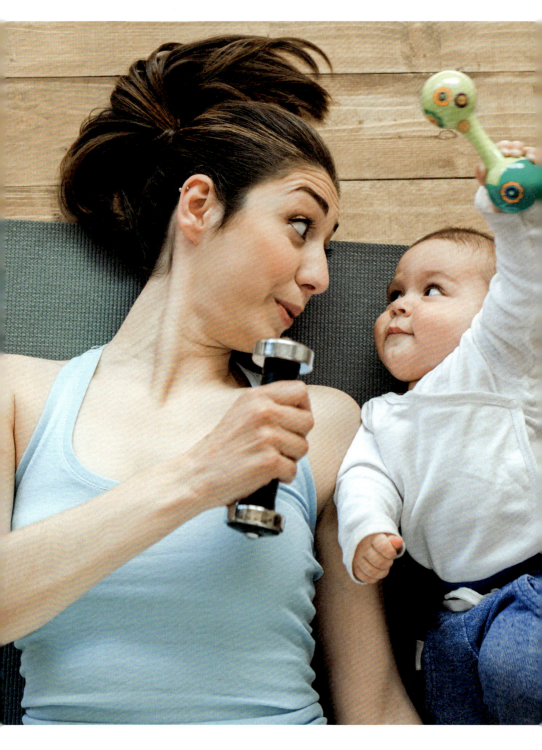

Anhang

Adressen und Links

Buchtipps

Verzeichnis aller Übungen

Adressen und Links

Allgemein

www.beobachter.ch/gesundheit
Das Gesundheitsportal des Beobachters bietet eine Fülle an Informationen zu Krankheiten und Symptomen, ferner Tipps zu Prävention und Wohlbefinden.

www.mbfit.ch
Seite der Autorin mit Rezepten, Fitnesstipps, Videos, Angeboten für Schwangere und Mamis mit Kinderbetreuung in der Deutsch- und Westschweiz, individuelle Beratungen
🅞 www.instagram.com/mbfit.ch
f mbfit

Rund um die Schwangerschaft und Geburt

www.appella.ch
Beratung für Schwangere online und per Telefon. Unter anderem Vermittlung guter Gynäkologinnen und Gynäkologen

www.doula.ch
Doula-Geburtsbegleitung®. Hier finden Sie zusätzlich zur Hebamme die vertraute Begleiterin vor, während und nach der Geburt Ihres Kindes.

www.hebamme.ch
Berufsverband der Hebammen in der Schweiz

www.hebammensuche.ch
Hier erhalten Sie Hilfe bei der Suche nach der für Sie passenden Hebamme.

www.sante-sexuelle.ch
Kantonale Schwangerschaftsberatungsstellen

www.sf-mvb.ch
Website der Mütter- und Väterberatungsstellen

www.stillen.ch
www.stillfoerderung.ch
www.stillberatung.ch
www.stillforum.ch
Auf diesen Seiten finden Sie Informationen und Unterstützung zum Thema Stillen.

Hilfe in schwierigen Situationen

www.elternnotruf.ch
Tel. 0848 35 45 55
Hilfe von Fachpersonen für Eltern in schwierigen Situationen

www.geburtsverarbeitung.ch
Hier erhalten Sie Adressen, die Ihnen nach einer schwierigen Geburt weiterhelfen.

www.herzensbilder.ch
Schickt Profi-Fotografen zu Familien mit schwerkranken, schwerbehinderten oder viel zu früh geborenen Kindern, um ihnen wunderschöne Familienbilder zu schenken.

www.mein-sternenkind.ch
Seite für Eltern, deren Kinder bei der Geburt sterben

www.kindsverlust.ch
Fachstelle Fehlgeburt und früher Kindstod

www.postnatale-depression.ch
oder
www.promentesana.ch
Hier finden Sie Hilfe bei Wochenbettdepression.

www.redcross.ch → Für Sie da → Kinder-
betreuung zu Hause
Bietet Kinderbetreuung in schwierigen
Situationen.

www.sternenkinder-eltern.ch
Schweizer Kontaktseite für verwaiste Eltern

www.verein-regenbogen.ch
Selbsthilfevereinigung Leben mit dem Tod
eines Kindes

Buchtipps

Ratgeber der Beobachter-Edition

Bodenmann, Guy; Fux, Caroline: **Was Paare
stark macht.** Das Geheimnis glücklicher
Beziehungen. Zürich, 2015

Botta, Marianne: **Bewusste Ernährung –
was hilft gegen Krebs?** Mit der
richtigen Ernährung Krebs vorbeugen und
die Therapie unterstützen. Zürich, 2013

Botta, Marianne: **Kinderernährung gesund
und praktisch.** So macht Essen mit Kindern
Freude. Zürich, 2008

Botta, Marianne: **Essen. Geniessen. Fit sein.**
Das Wohlfühl-Ernährungsbuch für Frauen.
Zürich, 2015

Botta, Marianne: **Mit Kindern kochen,
essen und geniessen.** Rezepte, Tipps und
Inspirationen für jeden Tag. Zürich, 2010

Duran, Michel; Loacker, Susanne: **Mein
Rücken-Coach.** Zürich, 2017

Fux, Caroline; Bendel, Josef: **Das Paar-Date.**
Miteinander über alles reden. 2. Auflage.
Zürich, 2018

Fux, Caroline; Schweizer, Ines: **Guter Sex.**
Ein Ratgeber, der Lust macht. Zürich, 2014

Schreiber, Delia: **Bewusst atmen.** Lebens-
kraft tanken. Zürich, 2019

Weitere Ratgeber

Botta, Marianne; Worm, Nicolai: **Das grosse
LOGI-Familienkochbuch.** Die LOGI-
Ernährungsmethode für die ganze Familie in
Theorie und Praxis. Systemed, Lünen, 2015

Verzeichnis aller Übungen

Ratgeber, auf die Sie sich verlassen können

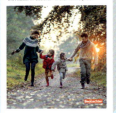

Familienbudget richtig planen

Eltern zu werden und ein Kind grosszuziehen – das ist eine unbezahlbare Erfahrung im Leben. Doch es lässt sich nicht wegdiskutieren, dass Kinder eine Menge Geld kosten. Der Beobachter-Ratgeber hilft bei Fragen zur Finanzplanung des Familienlebens von der Schwangerschaft über die Taschengeld-Regelungen bis zu Versicherungs- und Steuerfragen.

216 Seiten, Klappenbroschur
ISBN 978-3-03875-060-4

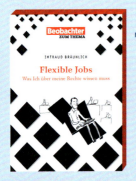

Flexible Jobs

Zeitlich befristete Verträge, mehrere Jobs, Projektarbeit, Praktikum oder freie Mitarbeit: Digitalisierung und technischer Fortschritt schaffen neue Erwerbsformen. Doch was bedeutet dies in Bezug auf Arbeitsrecht und Sozialversicherungssystem? Dieser Ratgeber hilft, die Chancen der modernen Arbeitswelt zu nutzen und die eigenen Rechte souverän wahrnehmen zu können.

191 Seiten, Broschur
ISBN 978-3-03875-120-5

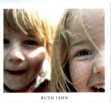

Kinder sanft und natürlich heilen

Wenn es um die Gesundheit der Kinder geht, stehen traditionelle Hausmittel und Naturmedizin bei vielen Eltern hoch im Kurs. Dieser Ratgeber bietet einen einfachen, fundierten Zugang zu Therapieformen, die eine sanfte Heilung versprechen – ohne die Schulmedizin ausser Acht zu lassen. Mit einem kompletten Überblick über 100 Kinderbeschwerden, vom Symptom bis hin zur Medikation.

400 Seiten, Hardcover
ISBN 978-3-03875-062-8

Die E-Books des Beobachters: einfach, schnell, online. **www.beobachter.ch/ebooks**